「流せる人」は人生もうまくいく

はじめに

澱みのない血流は、健康で澱みのない人生につながる

突然ですが、「健康」とはなんでしょう。

おそらく皆さん、「病気がない状態では？」とお答えになると思います。

ある意味では正解ですが、それはあくまで、「病気がない」という状態にすぎません。

たとえ目に見えた病気がなくても、気持ちが晴れなかったり、肩こりが続いていたり、お肌の調子が悪かったり、眠りが浅かったりと「不調」は山ほど隠れています。

その状態は、「健康」とは言いにくいのではないか、と私は思います。


さて、もう一度。

「健康」とはなんでしょう？

私は、それを「血流がサラサラと流れていて、全身の細胞にきちんと栄養が行き渡っている状態」だと考えます。

私たちの体には、60兆個もの細胞が存在しています。その細胞ひとつひとつに、栄養と酸素を届けているのが、全身を巡る血流です。

しかし、血流はさまざまな原因によって、滞り、血液の質が悪くなってしまいます。これによって、細胞の状態も悪くなり、病気や不調を呼び起こすのです。

血液は、血管が収縮と拡張を繰り返すことで全身を巡りますが、この収縮と拡張を司《つかさど》っているのが自律神経です。でも、そのうち血管の拡張を司る副交感神経は、加齢とともにその働きが低下してしまいます。

すると、血管は収縮しやすくなり、血流が滞るもとに。あまりに収縮がひどいと、血管が詰まり、梗塞を起こすことさえあるのです。血液のなかには、栄養素やホルモン、免疫力など本当にさまざまな「生きる源」が含まれているのですが、自律神経のバランスが崩れることで、血液の質そのものも変わってしまいます。

つまり、血流をサラサラと「流せる人」こそが、健康であると言えるのです。

そして、本書のキーワードでもある「流せる人」には、もうひとつ、「物事を受け流す」という意味も込めています。

人生には、嫌なことや不快なこともたくさんあります。しかし、そうしたさまざまな出来事にとらわれすぎず、ときには受け流してしまうことは、医療にとっても非常に重要な意味を持っているのです。

そのことを身を持って感じた出来事が、昨秋、私の身にも起こりました。

本書の準備にとりかかった'14年秋の某日、私の食道に異変が見つかりました。

もともと我が家はすい臓がんの家系。すい臓の検査は欠かさなかったのですが、食道・胃・十二指腸の「上部消化管」と呼ばれる部分については、正直、病気など無縁と思っていたのです。

しかし、本当にたまたま、検査を受けたところ、腫瘍が見つかったのです。

発見してくれたのは後輩の医師。拡大内視鏡でその腫瘍を見ましたが、血管の走行具合が、がんのそれを思わせるようなもので、冷や汗が背中を伝ったのをよく覚えています。

幸い、2日後には時間がとれるということで、すぐに切除。病理検査の結果、良性腫瘍だったこともわかり、ほっと胸をなでおろしたのですが、もしもこれが「悪性」つまり「がん」で、いつものように検査を受けていなければ、1年後には早期がんから進行がんへ変わり、5年生存率は20%。

医師として長く命の現場にいる私ですが、おのれの命の有限性について、まざまざと感じたのはこれが初めてでした。

同時に、本当にがんの診断がついた方や、余命を宣告された方などの受けるショックの大きさを考えると、「これは、流せないとやっていけないな」とも思ったのです。

誤解があるといけませんので強調しておきますが、それは、現実から目を背《そむ》け、逃げ出すという意味ではありません。そのショックをすべてまるごと受け止めてしまうと、それ自体が大きなストレスになって、心や体に、新たな悪影響を及ぼしかねないのです。

ですから、重い病気を持つ人や、心配事がある人ほど、どこかで流せる部分がないと、かえって心身の健康が損なわれるのではないかと思った次第です。

私どもの研究データでは、心配事や嫌なことがあると末端の血管が閉じてしまい、血流も滞ることが明らかになっています。つまり、人生を受け流せることと、血液の流れというのは密接に関係しあっているのです。

血流をサラサラと流せている人は、ストレスを受けても血中のストレス物質などが押し流されるため、物事を受け流しやすくなりますし、物事を受け流せる人は血管がきちんと開いているので、血流もサラサラと流せるようになるのです。

そして、「流せる人」になると、人生の過ごし方も変わります。

お恥ずかしい話ですが、私はつい最近、ある人に失礼なふるまいをされて激怒してしまったことがあります。翌日、私の姿を見つけたその人は、さっそく私に、前日の非礼を謝りに来てくれました。

そのとき、以前の私だったら、改めてきつくお灸をすえたと思います。昨日の彼の言い分がいかによくないことか、それによって自分がいかに不愉快だったか、ガツンと怒ったことでしょう。

でも、我ながら自分が変わったな、と思ったのは、そのとき私は「もういいですよ」と、その出来事を自然と流していたのです。

それは、〃がん疑惑〃体験があったのも大きいでしょう。終わったことをくよくよしても仕方がないし、すでに過ぎ去ったことに足を止めてしまうことは、血流にもいいことではないなと思ったのです。昨日は怒っていたけど、それは過ぎさった川の流れ。まして相手が謝っているのですから、もう、そのことは流そうと思ったのです。

すると面白いことに、その日の帰り道、とても気分がよかったのです。あんなに怒っていたのに、もう受け流してしまえた自分が、とても大人になった気がして（笑）。

あそこでガツンと怒っていたら、その瞬間は気分がいいでしょうが、あとで自分も嫌な気持ちになるものなんですよね。相手の嫌なところがまた思い起こされてしまうし、怒鳴ってしまった興奮も、イライラというかたちで尾を引いてしまいます。そして、そのとき血管は閉じていて、血流は滞っているのです。

私は、嫌な出来事を受け流せるようになったことで、血流だけでなく、人生もスムーズにいくのだと、このとき実感しました。

「流せる人」は、健康も人生も順調にいく。

がん疑惑を経て、いま、心よりそう思っています。

さて、本書は、「血流」を改善する方法について、あらゆる角度から向き合ってきた『女性自身』誌上での連載をまとめたものです。100回を超えるテーマの中から、改めて、皆様のお手元に置いてほしい話を厳選。職場や自宅など、日常生活のなかで簡単にできることにこだわって、血流ケアの方法もご紹介しています。

「流せる人」を目指す最初のアプローチとして、血流の流れを、まずは改善していきましょう。

血流をケアすることは、自分自身をいたわることです。澱《よど》みのない血流は、そのまま、健康で澱みのない人生につながると、私は考えます。

本書が、皆様の人生の質を高める一助になれば、医師としてこんなに幸せなことはありません。

二〇一五年四月
順天堂大学医学部教授　小林弘幸

目次

第2章

血流で美しくヤセる……43

第3章

第4章

気分をあげる　うつを「流す」

「気になる体の悩み」解消法が一目でわかる症状辞典

本書では気になる体の悩み・症状からも、その解消法が書いてあるページが探せるようになっています。たとえば「冷え性」について知りたければ、冷え性のマークがある「カルテ」をすべてお読みください。また、各カルテの見出しにも、そこでとりあげられている悩み・症状のマークが示されています。

あ行

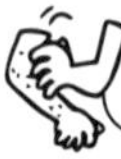
アレルギー　2 24

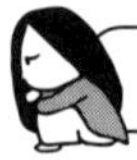
うつ　4 33 34 35 36 37 38 41 42 46 53

お通じ　3 5 6 11 13 16 21 26 28 29 35 37 39 45

か行

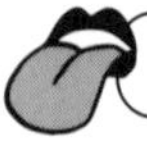
口の渇き　1 40

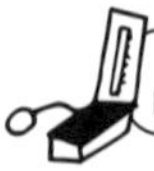
高血圧　15 21 26 27 28 31 36 41 55

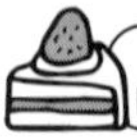
高血糖　1 9 16 21 25 27 28 40 41 48 53

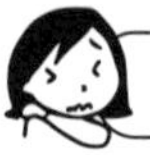
コリ　2 9 14 18 22 42 45 48 51

さ行

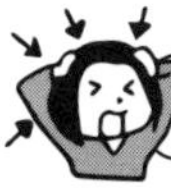
ストレス　19 20 22 23 24 25 30 31 32 33 39 42 43 49 50 51 54 55

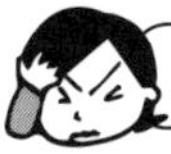
頭痛　14 38 51 53

な行

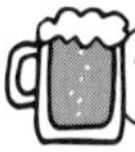
飲み過ぎ　21 29 47

は行

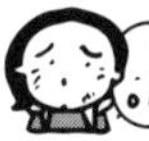
肌荒れ　1 11 12 13 14 15 17 22 31 40 41 45 51 52

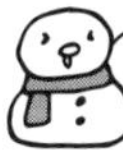
冷え性　2 5 7 8 9 21 35 51 52 55

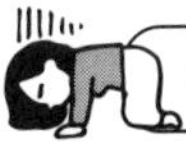
疲労　2 7 23 24 39 47 55

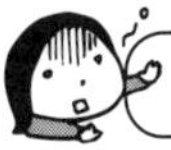
貧血　3 18 47

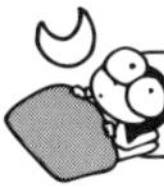
不眠　2 6 22 23 31 32 36 43 44 54 55

ま行

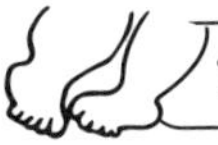
むくみ　5 7 8 10 12 26 39 44 46 48 52 55

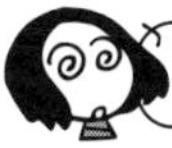
めまい　14 42 47 51

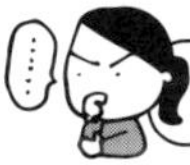
物忘れ　25 41 49 50 51 52 53 54 55

ブックデザイン　前橋隆道
長島理恵
イラスト　まるはま

第1章

がんにならない体をつくる

カルテ①

「唾液の作用」でがんを抑える

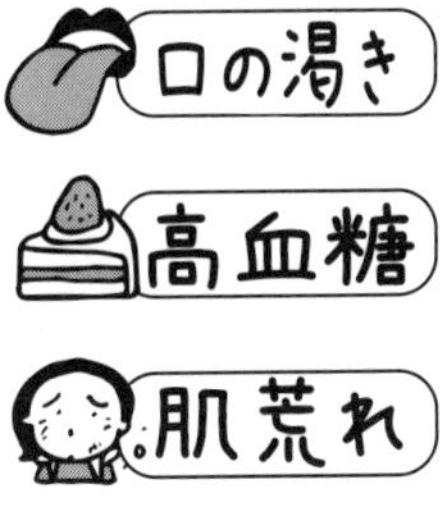

近ごろ、唾液にまつわるさまざまなニュースが報じられています。アメリカでは、両親の唾液から遺伝情報を解析し、子どもの目の色や病気のリスクを予測する手法に特許が与えられました。唾液中の成分を調べることで、うつ病かどうかがわかる検査方法も、登場し始めています。

実は唾液は血液の成分から作られるため、血流と同じように健康と深く関わっているのです。ここでは、そんな唾液の力に焦点を当ててみましょう。

まずは消化作用。アミラーゼという酵素がでんぷんをブドウ糖に変え、胃腸の負担を軽くすることはご存じの方も多いと思いますが、このアミラーゼの値が高い人ほど、血糖値も低く抑えられます。

これはでんぷんをすみやかに分解できるため、インスリンの分泌も早く、血糖を細胞に取り込みやすい状態が続くから。もちろん、糖尿病の予防につながります。

さらに、抗菌・自浄作用も。口の中にはたくさんの細菌がいますが、唾液中のラクトフェリンやリゾチームなどが、その増殖を防いで、口臭や歯周病を防いでくれるのです。

また、ラクトペルオキシダーゼという成分は、発がん性物質の働きを抑える作用も！それだけ、唾液の自浄作用が高いということですね。

歯の表面を修復する働きもあります。歯の表面は、虫歯菌や酸性に働く甘い食べ物によって、常に溶かされていますが、唾液がこれを日々修復してくれているのです。

ほかにも、消化管粘膜の潰瘍を予防する成分や、神経細胞の修復を促す成分、それに、骨や肌、髪を丈夫にする成分も含んでいるので、アンチエイジングにも関係しています。

よく、緊張すると口の中がカラカラになりますが、実は血流と同じく、唾液も自律神経の支配を受けているもの。

副交感神経が活発でリラックスしているときほどサラサラな唾液がたくさん分泌されて、先に挙げた健康効果を発揮しますが、交感神経が優位なストレス下では、唾液量全体が減少。しかも、このとき分泌される唾液はネバネバしているので、口の中が渇くのです。

すると虫歯や歯周病になりやすいうえ、食べ物を飲み込むことも大変に。心配事があると食べ物が喉を通らないというのは、唾液の分泌とも関係しているんですね。

加齢とともに副交感神経の働きは衰えるうえ、唾液腺の働き自体も衰えるので、中高年はどうしても口の中がネバつきがちに。意識して、サラサラの唾液がたくさん出る生活を心がけましょう。

まずは水分補給。唾液は1日1～1.5リットルも分泌されていますが、その99％は水分。お水を飲めば胃腸の蠕動《ぜんどう》運動も刺激され、副交感神経も活発になるので一石二鳥です。

そして、**食事のときはできるだけよく噛むこと。**噛めば噛むほど唾液腺が刺激され、分泌量が増加します。

家族や気の置けない友人との食事は一人のときよりおいしく、楽しく感じられますが、これも副交感神経が刺激され、唾液が盛んに分泌されているから！

たっぷり時間をかけて、おしゃべりを楽しみながら食事をすれば、唾液のチカラもアップ！　嫌なことがあった日こそ、家族だんらんを大切にしてください。

カルテ②

冷えない体になろう

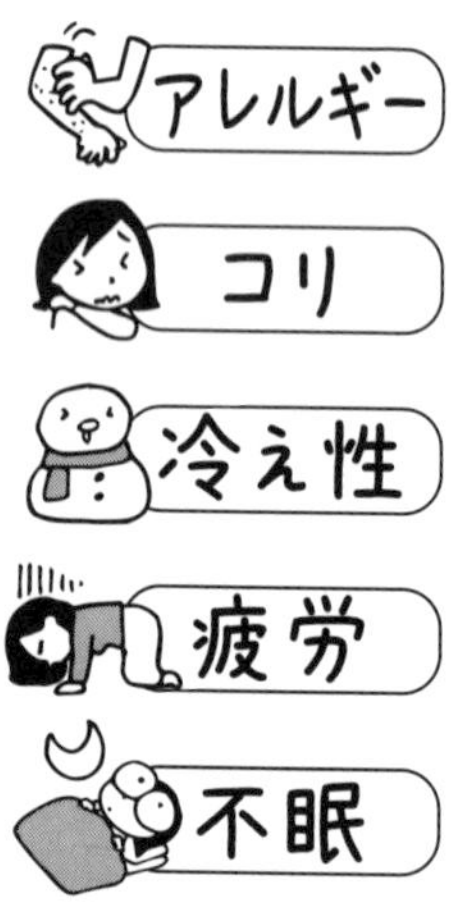

健康の大敵といわれる「冷え」。「冷え性」と「低体温症」が別物であることはご存じでしょうか。

そもそも「低体温症」とは、深部体温が下がってしまっている状態のことです。ヒトでは直腸が35度以下の状態を指し、軽い場合は自覚症状がないことがほとんどです。

対する「冷え性」は、末梢血管の収縮によって生ずる血流障害のこと。季節の変わり目やストレスが原因で自律神経が乱れたり、便秘による血流悪化が原因です。皆さんが感じる手足の冷えは、ほとんどがこの「冷え性」のほうです。

「冷え性」の困った点は、手足が冷たくて仕方がないという不快さ。ある意味、その一点に尽きますね。もちろん、これも十分つらい症状なのですが、「低体温症」になると、事態はもっと深刻です。

体温が下がると全身の新陳代謝が滞り、免疫力も低下。疲れやすくなり、風邪やアレルギー、がんなども発症しやすくなってしまいます。肩こり、月経痛、不眠など不快な症状を引き起こすことも。

つまり、健康を根底から覆してしまうのです。**基礎代謝も落ちるので、太りやすくなるなど美容面でも大打撃。**

その原因は、生活習慣によることがほとんど。血流とも無関係ではありません。

まずは運動不足。体温は全身を血流が巡ることで維持されますが、血液を送る筋肉が弱まると血流が悪くなり、体温は下がってしまいます。

さらに、私たちは食事から摂取した糖を熱エネルギーに変えているのですが、そのとき必要なのがミネラルやビタミン。これが不足すると、やはり熱を産生できません。

そして、加齢による自律神経機能の低下も、血流の乱れを招くため、体温を下げる原因のひとつです。

そのため、「低体温症」は家にこもり、食事も簡素になりがちな高齢者の発症が多いのですが、現代人は総じて運動不足で不規則な食生活を送っているもの。

とくに女性は、無理なダイエットでミネラルやビタミンが不足するケースが多いので、若い世代の方でも注意が必要です。エアコンに頼った生活も、体温調節機能を低下させ、自律神経を乱れさせます。

直腸の温度はなかなか測れませんが、低体温症の人は体温そのものが35度台になっていることが多いものなので、こまめに体温を測り、早めの対策を心がけましょう。

「低体温症」の予兆として手足が冷えるケースもあります。

私たちの体は、体温が下がってくると、あえて手足の末梢血管を収縮させることがあるのです。これによって熱を体の中心部に集め、深部体温の低下を防いでいます。

いずれにせよ、いちばんの解決法は、腸の中から温めること。

40度程度のぬるま湯にゆっくり浸かり、体の芯から温めましょう。このとき、肋骨の付け根と腰骨の付け根を左右交互にもめば、腸の蠕動運動も活性化。腸内温度がぐんぐん上がり、血流も大幅アップします。

カルテ③

大腸がんを防ぐには「腸ケア」から

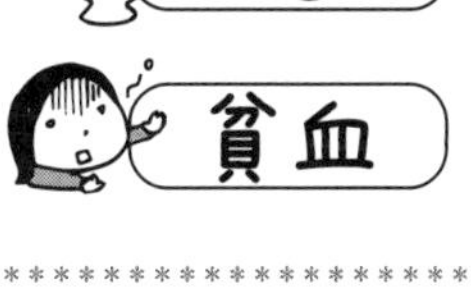

食生活の欧米化によって腸内環境が悪化し、昔より大腸がんが増加しています。いまでは女性のがんによる死因ナンバー1。男性の死因ナンバー3でもあり、さらに増加傾向にあるようです。

大腸がんの特徴は、血流に乗って転移しやすいこと。腸で吸収された栄養を含んだ血液は、門脈という血管を通って肝臓に流れこみますが、このとき、がん細胞も一緒に運ばれてしまうのです。

自覚症状に乏しい点も特徴ですが、実は貧血を引き起こすことも少なくありません。

これは大腸から慢性的に出血しているためですが、女性の場合は月経があるぶん、ふだんから男性より貧血に悩まされている方が多いもの。そのため「またか」と軽視してしまいがちで、発見の遅れにつながります。**あまりに貧血を繰り返すようなら、一度検査を受けてみてください。**私たちが注意すべきは、いかにがんの前段階であるポリープのうちに発見するかです。

大腸ポリープには炎症性のものと腫瘍性のものがありますが、残念ながら8割が腫瘍性。放置すれば、5年ほどでがん化する恐れがあります。

遺伝が原因の場合もありますが、ほとんどは不規則な食事などによって発症。腫瘍性ポリープのうち、1センチ以上あるものは半分以上ががん化するというので、要注意です。

大腸で気をつけたいのは、がんだけではありません。やはり食生活の変化によって大腸憩室炎も、増加しています。

これは腸壁が外側に膨らみ、部屋のようになってしまうこと。そこに便が詰まり炎症を起こすと激痛に見舞われます。想像するだけでお腹が痛くなりそうですが、ひどいときには腸に穴が開いてしまいます。

また、大腸の血流が悪いと、虚血性大腸炎といって炎症や潰瘍を発症。ちなみに小腸の血流が悪くなるともっと大変で、虚血性壊死《えし》といって小腸が腐ってしまいます！

これらは糖尿病や高血圧、動脈硬化によって発症しやすくなるので、血流を改善することが、予防につながります。

なんにしても、食生活を整えてお通じと腸内環境をよくすることが最重要課題！

血流の良しあしは腸で決まるもの。腸内環境が悪いと悪玉菌が排出する毒素により、血液がドロドロになりますが、善玉菌が増えれば、がんやポリープの予防にもなるうえ、血流もサラサラに。

そのためには一にも二にも食物繊維ですが、とくに、便秘になりやすい女性は、便が腸内で固まって出にくくなっています。この場合は、不溶性食物繊維より水溶性食物繊維を摂取したほうが、水分をたくさん含んでいるぶん、便を軟らかくしてくれるでしょう。

水溶性食物繊維が豊富なのは、わかめやもずく、里芋や長芋などのネバネバ・ヌルヌル系食材。積極的に食事にとりいれることで、おいしく楽しく、腸のお掃除をしましょう。

カルテ④

免疫力が目覚める「浅呼吸」法

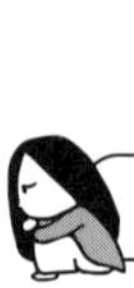
うつ

なんだかやる気が出ない、何をやっても調子が出ない――。

男性も女性も、加齢とともに副交感神経の働きは下がるものです。しかし、心身ともにやる気が出ないというのは、交感神経の働きも下がっている証し。長い休みが終わると無気力状態に陥る人も少なくありませんが、これは、まさに交感神経の働きも下がっている状態でしょう。

そもそも、交感神経は車でいえばアクセルのような存在です。これが働くことで、肝臓ではブドウ糖が作られ、血液中の栄養が増えるので、集中力が高まり、筋肉の働きも活発に。血管は収縮して血圧が上がり、心拍数も上がります。つまり、心身をアクティブな状態にするのです。

無気力状態に陥ったときには、あえて交感神経を刺激してみるのもいいでしょう。

まずは、目覚めのシャワー。交感神経は、一日のうちでも人間が活動するのに適した朝から昼にかけて、優位になるようにできています。副交感神経を活性化させるためには夜のぬるめの半身浴が効果的ですが、交感神経をアップさせたいのなら、朝のシャワーがてきめん。お湯の刺激が肌に当たることで、交感神経が活性化されます。

ただし、注意すべきはその温度。寒いからといって、突然熱いシャワーを浴びるのは、交感神経の働きを急激に上昇させ、血管を収縮、血液をドロドロにしてしまうので、あまりおすすめできません。

暖房や、熱いシャワーで浴室内をあらかじめ暖めておき、ご自身が浴びるときは38～39度ぐらいのぬるめから。それから徐々に温度を上げていきましょう。スムーズに交感神経が活性化され、シャワーを浴びた後に体温が下がるのも防ぎます。

また、朝はもちろん、日中どんなときでも、すぐにやる気を上げるためにおすすめしたいのは、胸式呼吸。簡単に言えば「浅く速く」呼吸をすることです。

私たちの肺は「胸腔」という胸の空間内にありますが、この胸腔には「圧受容体」というセンサーがあり、静脈の血流量をコントロールしています。

吐く息が長くなるほど、このセンサーに圧力がかかり、静脈の血流量が増加。すると、副交感神経が活性化されます。

反対に、吐く息を短くすれば、血流量は抑制され、交感神経が活発になるため、心身はアクティブな状態になります。

要は深呼吸ではなく、短い呼吸を繰り返すこと。このとき、バンザイをするように両手を上げておこなえば、より効果的。一気に全身が「臨戦態勢」に入ります。

とはいえ交感神経ばかりが優位では、やがてオーバーヒートしてしまうものです。「なんだかイライラしてきたな」と思ったら、まずは深呼吸！　それだけでも、副交感神経は活性化します。

何事もバランスが肝心ですが、自律神経もそのとおり。交感神経と副交感神経、どちらも上手に使いこなしましょう。

カルテ⑤

大腸がんを引き起こす「むくみ腸」に要注意

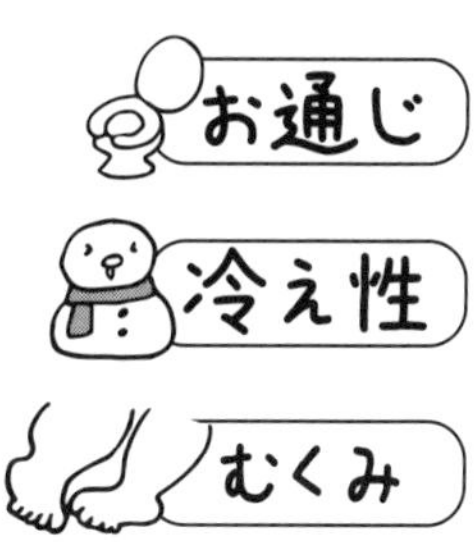

なかなか痩せない、冬でもないのに体が冷える……そのお悩み、「むくみ腸」のせいかもしれません。

外科医として腸の手術を執刀した際に実感したのですが、腸閉塞や感染を起こした腸はむくんでいて、動きが悪くなっています。

これは、炎症によって腸内の水分の排出がうまくいかず、腸壁の細胞ひとつひとつが膨らんでしまっている状態。ちょうど、ヤケドによって水ぶくれしているようなものです。

すると、腸の蠕動運動はストップ！

脂質や糖の分解がうまくいかなくなるため、エネルギー代謝が滞り、太りやすくなる羽目に……。水分排出も滞るため、顔や足などもむくみやすくなってしまいます。

腸閉塞など大きな病気にかかっていなくても、腸の血流が滞っていれば「むくみ腸」は引き起こされるもの。便通も悪くなるので、悪化すると大腸がんなど重篤な病気を発症する心配もあります。

自分の腸がむくんでいるかどうかを目で見ることはできませんが、**冷え性や痩せにくい**

といった自覚症状のほかにも、

●便は出るが、お腹がスッキリしない

●いつもお腹が張っている

●おならが臭い

などが当てはまる場合は注意が必要です。

では、むくみ腸が疑われる場合はどうしたらいいでしょう？

もっとも手っ取り早いのは、腹圧を高めることで腸の血流をアップさせること。腸管が刺激され、溜《た》まった水分の排出が促されます。

お腹を絞るエクササイズも、むくみとりにピッタリ！

ウエストのいちばんくびれている辺りを左右からつかみ、息を吸いながら全身を反らせます。次に、息を吐きながら手で前へギューッとお腹を絞り、上体を前に倒しましょう。

目安はだいたい5〜10回。腰には便秘に効くツボもありますので、背中側からお腹に向かって刺激してください。

また、最近の研究で、加齢によって腸内の「抗菌ペプチド」が減少することがわかりました。これは、腸の上皮から出て、細菌などをやっつけてくれる物質です。

マウスを使った実験結果を人間の年齢に当てはめると、25歳時に比べ80歳時では抗菌ペプチドが4分の1にまで減少します。これによって、腸のバリア機能は衰退。つまり、年齢を重ねるほど腸は炎症を起こしやすくなり、「むくみ腸」も引き起こしやすくなるといえるでしょう。

LB81という乳酸菌にはこの抗菌ペプチドを増加させる作用があるので、毎日のヨーグルトも、むくみ腸解消にはおすすめです。

カルテ⑥

がんの遺伝子リスクは減らせる

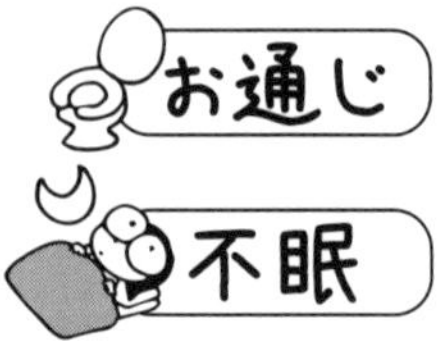

以前、女優のアンジェリーナ・ジョリーさんが両乳房を切除し、話題となった遺伝子検査。その決断には賛否両論ありますが、やはり病気は事前に防ぎたいもの。女性からは「私もアンジーと同じ検査を受けてみたい！」という声が多く聞かれました。

彼女が受けたのは、先天的なＤＮＡの異変を調べる検査。血液中のＢＲＣＡというＤＮＡの異常を調べ、今回の結果に至りました。しかし、この検査の特許はアメリカの企業が所有していて、日本ではなかなか受けられないのが実情です。

日本でも、血液検査を主流とした数多くの遺伝子検査が行われてはいるのですが、こちらは「後天的」なＤＮＡの変異を調べるものなのです。

ＤＮＡは「親から受け継いだ先天的なもの」なので、後天的な変異といわれても、ピンときませんね。しかし、がんは先天的な遺伝が原因とは限らず、むしろ、加齢や生活習慣によってＤＮＡが傷ついたことが原因という場合も多いのです。

たとえば、女性の死因１位である大腸がん。

大腸がんの死亡数は昭和40年で３千335人（厚生労働省「人口動態調査」より）でしたが、平成24年では２万１千747人（同）と、約50年で７倍近くにもなっています。

激増の背景のひとつには「食物繊維の摂取量の減少」があります。

昭和20年代前半は１日30グラム近く摂取していたのに対し、現在は15グラムほどと半分に。食物繊維が持つ整腸作用の恩恵が受けられなくなったことで、腸内の悪玉菌が発がん性物質を作り出してしまうのです。

このように、がんには後天的な要因も大きく関係しています。日本の遺伝子検査は、生まれ持った体質を調べるというよりは、遺伝子レベルの病変の、早期発見が目的といえるでしょう。

血液からＤＮＡの配列の変異を探り、画像では見えない微細ながんも発見。脳腫瘍、乳がん、肺がん、胃がん、大腸がん、子宮がんなど、部位別の発症確率までわかります。

とはいえ、検査結果に一喜一憂するだけなら検査の意味はありません。前述したとおり、がんの発症には生活習慣が大きく関わってきます。もし検査の結果「発症の確率が高い」

と判明しても、その後いかに生活習慣を改善していくかで、その確率を下げることも可能なのです。

検査はあくまで、生活習慣を見直すきっかけ。規則正しい生活に改善することで、傷ついたDNAも修復できるのです。

そこで重要なのが、バランスのいい食事、十分な睡眠、そして適度な運動です。

食物繊維に限らず、乳酸菌やビタミン、ミネラル、鉄分、もちろんタンパク質や糖分も、すべてバランスよく食べること。睡眠不足が続くと免疫系をはじめとした多くのDNAに悪影響が出るという研究結果も出ていますので、質のいい睡眠を得ることも重要です。

30分程度のウオーキングなど、適度な運動は、熟睡ホルモン「メラトニン」を生成させるので、ぐっすり眠れるでしょう。

これはそのまま血流アップにつながる三原則。血流が上がる生活は、DNAを修復させる手段でもあるのです。

Column　見た目が変わる!　私の食べ方①

最強の糖質制限食「卵かけごはん」

「糖質制限」はいまやダイエットの主流ですが、過度な制限は血管を収縮させ、血流にもよくありません。

消化の遅い夜は糖質を控える代わりに、消化スピードの速い朝と昼は糖質OKにすれば、同じ量をとっても、夜より太りにくいでしょう。

とくに朝は、すぐにエネルギーとなる糖質が1日のスタートダッシュを切るのに役立ちます。そこでおすすめしたいのが、私のお気に入りの朝食、卵かけごはんです。

卵はビタミンCを除くほぼすべての栄養素を含んだスグレモノ。タンパク質を形成している20種類のアミノ酸のうち、私たちの体で作ることができず、食事から摂取する必要がある「必須アミノ酸」の必要量も満たしている完全栄養食なのです。

脂肪燃焼効果もあるうえに、腹持ちもいいのでカロリーの過剰摂取も予防。何より慌ただしい朝でも、手軽にいただけることが魅力です。

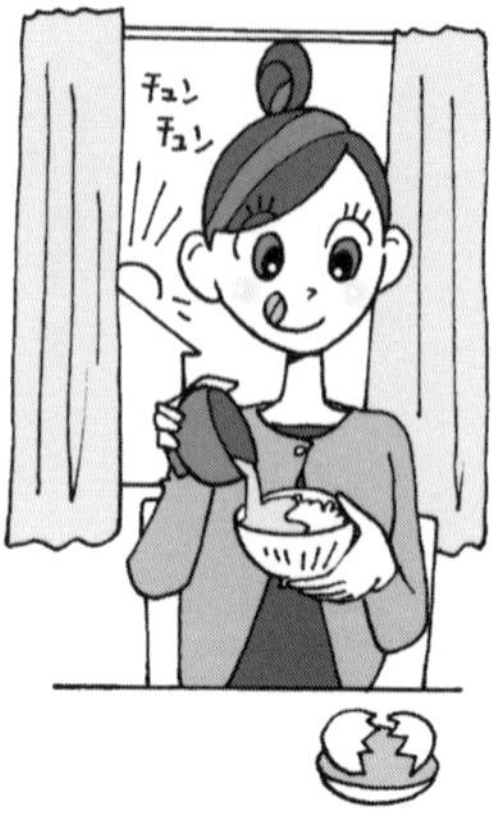

朝食をきちんととることは、代謝アップにも効果的です。朝の卵かけごはんで、楽しく糖質制限してはいかがですか?

第2章

血流で美しくヤセる

カルテ⑦

太ももは太いほうがいい！

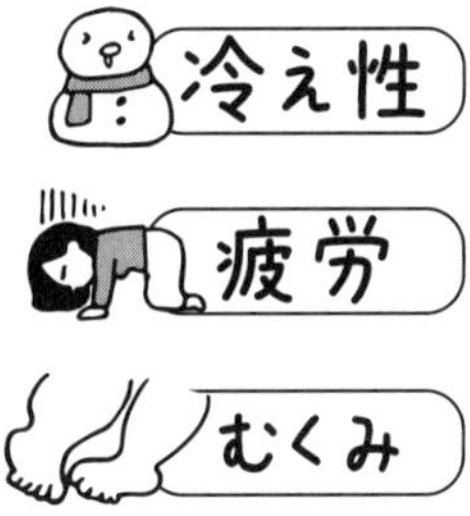

落ちにくい太ももの脂肪。憎たらしい！　と思ったことはありませんか。しかし、実は太ももやお尻の脂肪は、お腹の脂肪に比べて健康にいいのです。

これは以前、英オックスフォード大学が発表したものですが、お腹の脂肪が糖尿病や心臓病のリスクを高めるのに対し、太ももやお尻の脂肪は健康の増進につながります。

違いは「内臓脂肪」と「皮下脂肪」。人間の体は脂質をエネルギー源として脂肪組織に蓄え、必要に応じて脂肪酸に分解し、消費します。

お腹の脂肪の多くは「内臓脂肪」で、短期間で頻繁に脂肪酸を溜めたり、出したりを繰り返すのが特徴です。ところが脂肪酸があまり体内に出回ると、これが糖尿病や心臓病の発症につながるのです。

いっぽう、太ももやお尻の脂肪は「皮下脂肪」で、内臓脂肪に比べて燃焼しにくく、長期間貯蔵されるのが特徴。ですから、太ももが太いぶんには、脂肪酸は頻繁には出回らないというわけです。

内臓脂肪を「普通預金」、皮下脂肪を「定期預金」とたとえれば、わかりやすいかもしれません。

そして、それぞれの脂肪が出す物質にも違いが！

お腹につく内臓脂肪は、炎症性サイトカインという物質を分泌。これがインスリン抵抗性を起こしたり、動脈硬化を促進させます。

ところが、皮下脂肪からは食欲抑制ホルモンであるレプチンが分泌されます。血糖をコントロールするアディポネクチンというホルモンも、お尻や太ももの脂肪から分泌され、脂肪自体の燃焼を促進するのです。

つまり、メタボが健康に悪いというのは主に内臓脂肪のこと。太ももにつく脂肪は、むしろ女性の美と健康の味方だったのです。

そもそも、太ももに落ちにくい皮下脂肪がたくさんつくのは、大腿《だいたい》動脈という重要な血管を保護するため。

スーパーモデルのような、スレンダーなスタイルを女性は求めがちですが、「太い」か

らこそ「太もも」です。過剰なダイエットはかえって健康美を損ないますので、あまり神経質にならないでくださいね。

とはいえ、「よくない太もも」も……。

血流が悪いと、下半身に老廃物が溜まり、これがむくみを引き起こします。いわゆる「うっ血」のため、疲れも取れにくく、冷えの原因にも。

日ごろからウオーキングや階段の上り下りを心がけ、下半身に溜まりがちな血液を、心臓に送り返す習慣をつけましょう。

とくに、心臓からもっとも遠いうえ、重力によって血流が滞りやすいのが脚。「つまさき立ち」と「かかと立ち」を繰り返して、末端の血流もアップさせましょう。仕事や家事の合間に、無理のない範囲でこまめにおこなえば十分です。

余計な老廃物のない、健康美脚を手に入れましょう！

これで脂肪が小さくなる!

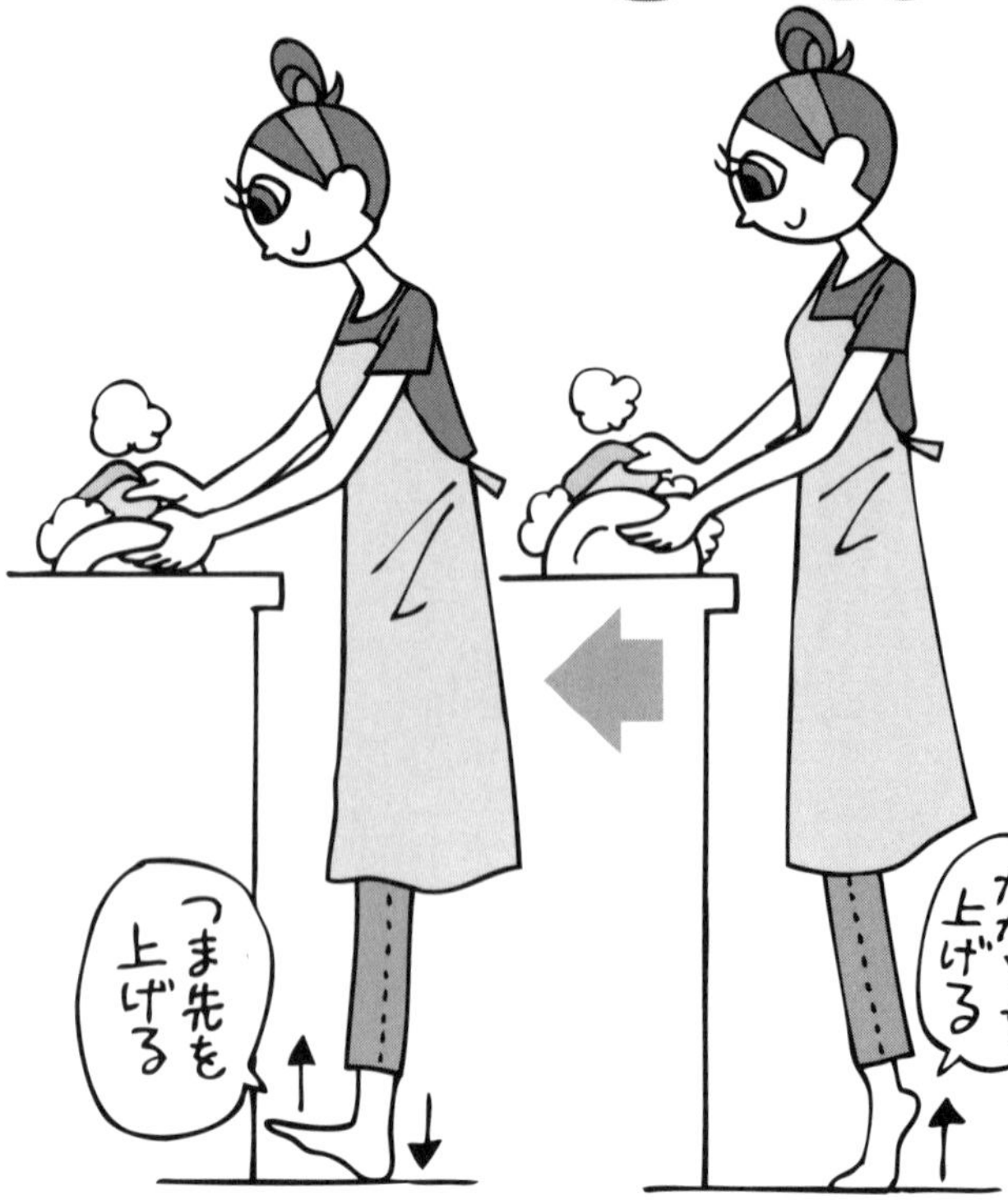

カルテ⑧

細身のブーツでヤセ体質になる

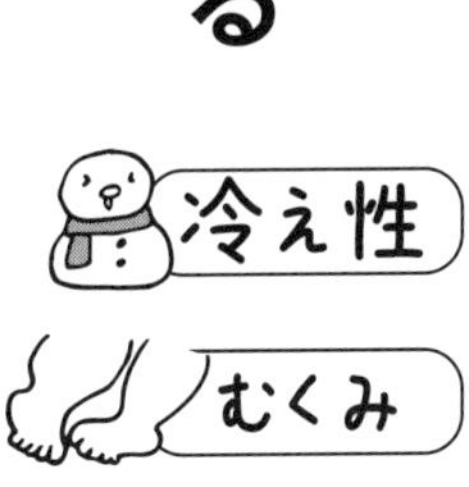

女性の足元のおしゃれとして人気のブーツ。

最近では、冬ものに限らず、春ものや秋ものもあるようですね。でも、夕方になると脚がむくんでパンパン！　という方も多いのではないでしょうか。

そもそもむくみとは、血液中の「血漿《けっしょう》成分」という水分が細胞内に供給されず、細胞と細胞の間に、溜まってしまった状態です。

心臓から送りだされた血液は、動脈を通って全身の内臓や各組織に酸素や栄養素を届けます。このとき同時に老廃物も回収し、今度は静脈を通って心臓に戻るというのが、血液循環の仕組みなのです。

しかし、冷えなどによって静脈やリンパ液がスムーズに流れずに、細胞間に水分が溜まってしまうと、むくみとなってしまうのです。

するとさらに血流は悪くなり、むくみも悪化。老廃物も回収されず、皮下細胞にどんどん蓄積してしまいます。これがさらに血流を巡りにくくさせ、悪循環に陥ります。

むくんだ顔や脚が見た目に美しくないのはもちろんですが、ひどくなれば「脚がだるい」など不快な症状も。

血流が悪くなるため、副交感神経の働きも低下。冷えや肥満が加速し、見た目年齢もどんどん「オバサン化」してしまいます。

そして、全身のなかでいちばんむくむのが、心臓からもっとも遠い脚。ブーツがきつくなるのは、それだけ脚がほかの部分よりむくみやすいから、といえるでしょう。

特に、加齢によってふくらはぎの筋肉が衰えると、静脈のポンプの力が弱まり、むくみやすくなってしまいます。「若いころより脚がむくみやすくなった気がする」というのは、あながち気のせいではありません。

では、どうしたらむくみ知らずになれるでしょう?

答えは、脚に適度な圧力をかけて、筋肉をサポートすること。

たとえば、ゆったりしたブーツは脚に「むくむ余地」を与えてしまうので、細めのブーツをスッキリ履きこなしたほうが、むくみ予防に。血流が保たれるので、副交感神経の働きも高まり、より代謝力がアップします。

ただ、ヒールには気をつけましょう。

実は、つまさき立ちは、全身に緊張感をもたらすため、交感神経を刺激します。高いヒールは見た目にも「攻め」の印象を与えますが、体も交感神経優位な緊張状態に陥ってしまい、血管が収縮してしまいます。ヒールが高くなるほど緊張度も増すので、ヒールは低めがおすすめです。

そして、家に帰ったらペットボトルを使ってマッサージを。

ふくらはぎは脚のなかでももっともむくみやすい部分なので、500ミリリットルぐらいのペットボトルを転がして、ふくらはぎのリンパ腺を刺激すれば、むくみやだるさが解消されます。

最近では、わざと脚に圧をかけ、むくみを解消する「着圧ソックス」がたくさんありますね。足首やふくらはぎと、部位によって圧の度合いを変えているものもあり、理にかなっているといえるでしょう。

日中用や就寝時向けなど種類も豊富なので、試してみるのもいいかもしれません。

カルテ⑨

脂肪が消える!「ヤセ脂肪」燃焼ダイエット

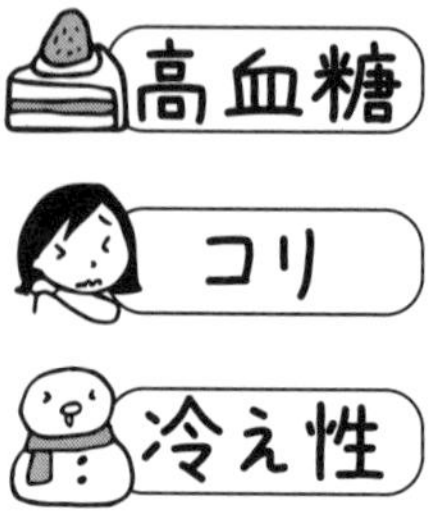

脂肪なのに、体をスッキリ痩せさせてくれる――。私たちの体には、そんな面白い働きを持つ脂肪細胞があることをご存じですか?

ハードな運動をすれば痩せられるとは限りません。むしろ、筋肉ムキムキになってしまったり、関節を痛めたりと、喜ばしくない結果を招くことも……。運動量とカロリー消費量は、必ずしも比例しているとはいえないのです。

そこで着目したいのが、この「ヤセ体質に導く脂肪細胞」の活用です。

私たちの体には、白色脂肪細胞と褐色脂肪細胞の、2種類の脂肪細胞がありますが、そのほとんどは白色脂肪細胞。全身のいたるところにありますが、内臓の周りにも多く存在していて、成長とともに増加。成人するころには300億~400億個にもなるといわれています。

私たちがふだん憎んでいる脂肪といえば、この白色脂肪細胞のこと。白色脂肪細胞は、脂肪分や糖質を摂取しすぎて過剰になった血液中の中性脂肪（糖質も中性脂肪になります）を蓄積し、どんどん肥大化していきます。これが肥満の原因になり、高脂血症や糖尿病、血栓などを引き起こすのです。

さらに、限界まで肥大すると細胞の数を増やし、より一層、血中の脂肪と糖を取り込んでいくという恐るべき性質も……。

いっぽう、ダイエットの強い味方が、褐色脂肪細胞。

この脂肪細胞の主な目的は「体温維持」。食事によって得た栄養を燃焼させるチカラがほかの細胞に比べて強く、体温を保つ作用があるのです。

また、余分な中性脂肪を熱に変換し放出してくれるので、肥満を防止する効果も。実際、痩せていて血糖値が正常値に近い人ほど、褐色脂肪細胞の活性が高いということもわかっています。

残念ながら、褐色脂肪細胞は加齢によって活性が下がってしまう特徴があるのですが、だからこそ、積極的に刺激して、活性化させたいものですね。

成人で、わずか40グラムしかないといわれるほど、希少な褐色脂肪細胞。その多くが、肩甲骨の間に存在しています。ここの血流をよくすることで、全身の代謝がぐんぐん上がっていくのです。

手首をクロスさせた状態で両手を組み、両腕をまっすぐ上に伸ばしましょう。ポイントは、両腕を耳の後ろで伸ばすこと。これによって肩甲骨が背中の内側に入り、褐色脂肪細胞が刺激されます。

次に、鼻から息を吸いながら両手を上に伸ばし、口から吐きながら少し手を緩めれば、血流はさらにアップ。これを30秒ほど繰り返すだけでＯＫです。

たったこれだけ？　と思われるかもしれませんが、褐色脂肪細胞の燃焼力は筋肉の数十倍！　ハードな筋トレよりもはるかに効率的に、余分な脂肪を消費してくれるのです。

腕や肩を回しても、肩甲骨の間は意外と動いていないもの。肩こりにお悩みという方にも、おすすめです。

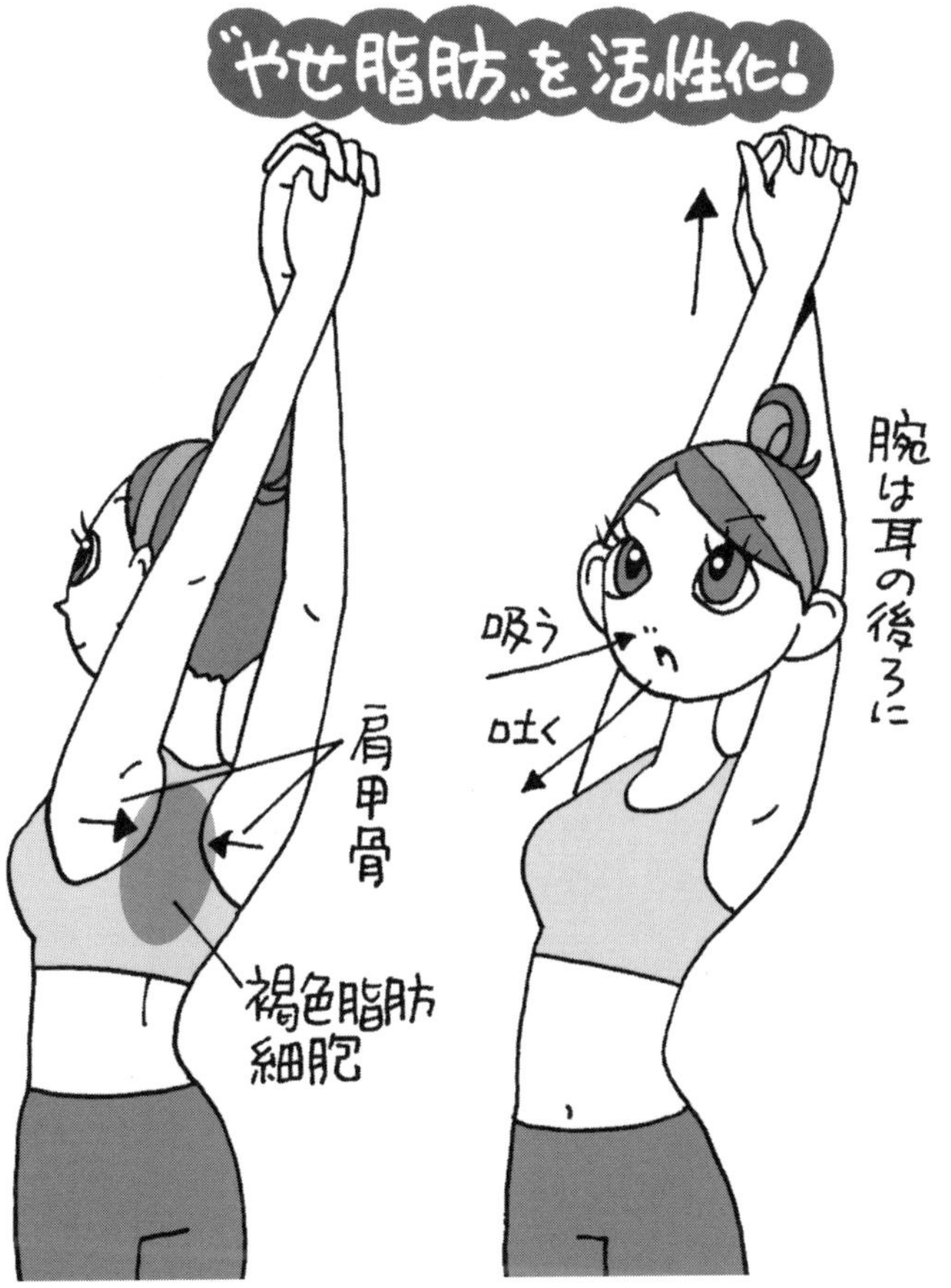
"やせ脂肪"を活性化！
肩甲骨
褐色脂肪細胞
吸う
吐く
腕は耳の後ろに

カルテ⑩

脂肪を小さくする血流マッサージ

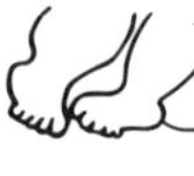

むくみ

ダイエットと聞くと「体重を減らすこと！」と、連想しがちですが、そもそも肥満とはなんでしょう。

確かに、肥満度を測る「ＢＭＩ値」は、身長からみた体重の割合を示すものです。しかし脂肪は筋肉よりも比重が軽いので、たとえ体重が少なくても、体脂肪率が高ければ体はプヨプヨ。むしろ「太っている」という印象を周囲に与えてしまうでしょう。

医学的にも「肥満」とは体脂肪率が高い状態を表します。

女性の適正範囲は20～29％で、30％以上は軽度肥満。40％以上は重度肥満と判断され、生活習慣病のリスクも高まります。体重の重さにこだわるよりも、脂肪が少なくスリムなシルエットを目指すほうが、見た目にも健康にも、望ましいといえるでしょう。

それ以外にも、血流を司る自律神経のバランスが乱れると、全身の血流が滞り、体もプヨプヨとむくんでしまいます。梅雨時など、ジメジメした季節や、極端に暑い夏、寒くて一歩も動きたくない真冬など、自律神経を乱し血流が滞りやすい季節は、同時に太りやすい季節でもあるのです。

私たちの体は水分バランスを一定に保って生きているのですが、その水分を運んでいるのが血流です。血流がよければ細胞にきちんと水分が届き、お肌から内臓まで、全身の各器官がピチピチでいられます。

しかし血流が悪化すると、この水分が細胞の外に溜まってしまい、プヨプヨとした「むくみ」の原因に。特に湿度の高い梅雨時は、汗も蒸発しにくく体内の水分が滞りがちになるため、この季節はむくみのハイ・シーズンといえるでしょう。ドロドロの血液は細胞が受け入れを拒否。すると皮下脂肪や内臓脂肪にばかり血液が流れ込み、肥満にも拍車がかかるのです。

つまり、いかに血流を改善するかがダイエットのカギ。こまめに体を動かすことで、全身の巡りをアップさせましょう。カルテ⑦でも触れた「つまさき立ち」と「かかと立ち」も組み合わせれば、なおいいですね。

私たちはリハビリ患者にこの方法を指導していますが、体の軸も安定し、姿勢もよくなるので、脚を中心として全身の血流がアップ。

すると各細胞にも血液がきちんと行きわたるようになるので、代謝も上がり、脂肪細胞を小さくします。通勤途中や、台所でお皿を洗う合間を使って、おこないましょう。

顔がむくんでしまうという方は、睡眠不足の可能性があります。生活習慣の改善がいちばんですが、ふだんから、下から頬を引き上げるようにマッサージもおこないましょう。

洗顔時はもちろん、化粧水や乳液をつけるときなども、顔は必ず下から上に向かって触ること。これによって血流をよくしながら、重力による「たるみ」も解消。小顔効果も、倍増です。

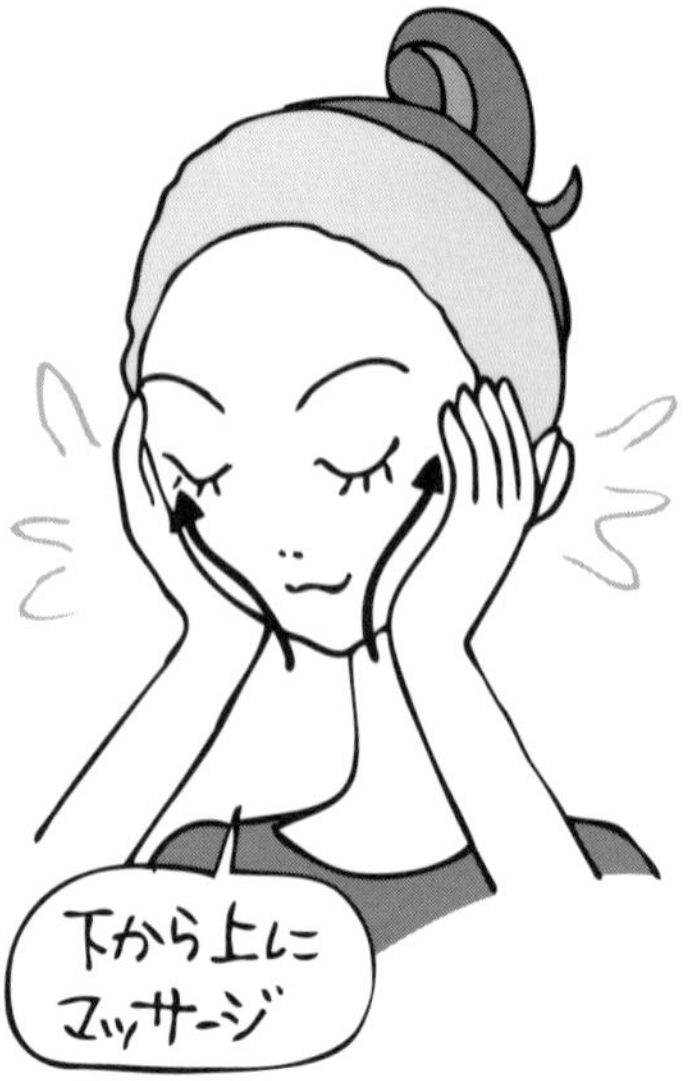

カルテ⑪

自分で女性ホルモンを全身に巡らせる方法

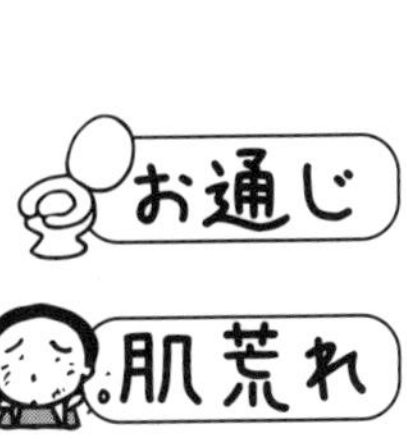

年齢を重ねるごとに、失われていく全身の「うるおい」。肌のハリはなくなっていくのに対し、くすみやシワは増えるいっぽう。さらに、指先のささくれや、髪の毛のゴワつきなども気になりませんか？

全身もたるみやすくなり、胸は痩せていくのにお腹は出るいっぽう……と、スタイル維持も加齢とともに難しくなっていくもの。特に40歳を過ぎたあたりから、こうした見た目の「老い」を実感するようになった、という方も少なくないでしょう。

これには、女性ホルモン（エストロゲン）の減少が、大きく関係しています。エストロゲンは卵巣から分泌され、血流に乗って全身を回っていますが、みずみずしく女性らしい体を作る働きがあります。

しかし、閉経に向かって分泌量は減少。これによって、全身のうるおいが失われていくなどの影響を及ぼすのです。

さらに女性は、このころから自律神経の働きがガクンと衰え、血流そのものも悪くなってしまいます。

お肌や髪のハリは、血流が各細胞にきちんと栄養や水分を届けることで保たれるもの。血流が悪くなればこれらが行きわたらなくなり、肌荒れや髪のパサツキに拍車がかかってしまうのです。

つまり、40代以降の女性は、女性ホルモン減少と血流障害という、「老化のダブルパンチ」を受けているのです！

そこで重要なのは、やはり血流。女性ホルモンが年々減っていくことは食い止められませんが、血流は改善することが可能です。

また、卵巣に血液が行き届かないと、機能低下に拍車がかかるので、その予防としても血流アップは重要です。無理なダイエットで月経が止まってしまうのは、卵巣に質のいい血液が届かず、栄養不足になっていることも一因だと考えられます。

反対に、血流がよくなれば、ホルモンバランスの乱れは整えられるのです。

そこでここでは、卵巣や子宮がある骨盤内の血流をアップさせるエクササイズをご紹介

します。次のページのイラストをご覧ください。まず、左手で左側の肋骨のすぐ下を、右手で右の腰骨のすぐ上をギュッとつかみましょう。おへそを中心に、対角線上につかんでください。

次に、そのまま、骨盤を大きくゆっくり回します。8回回したら、逆回転も8回。その後、手を入れ替えて、同じく左右8回ずつ回転。ポイントは、肛門にキュッと力を入れておこなうこと。骨盤底筋も鍛えられて、血流がさらにアップします。

お腹をつかむことで腸管も刺激され、便秘解消効果も。腸内環境がよくなって、キレイな血液が全身を巡るようになります。

美容のためにビタミンやコラーゲンを一生懸命摂取しても、血流が悪ければ吸収されることもなく、細胞には届きません。

血流をアップし、細胞の新陳代謝を促進させることこそが、更年期前後の女性の美容の近道といえるでしょう。

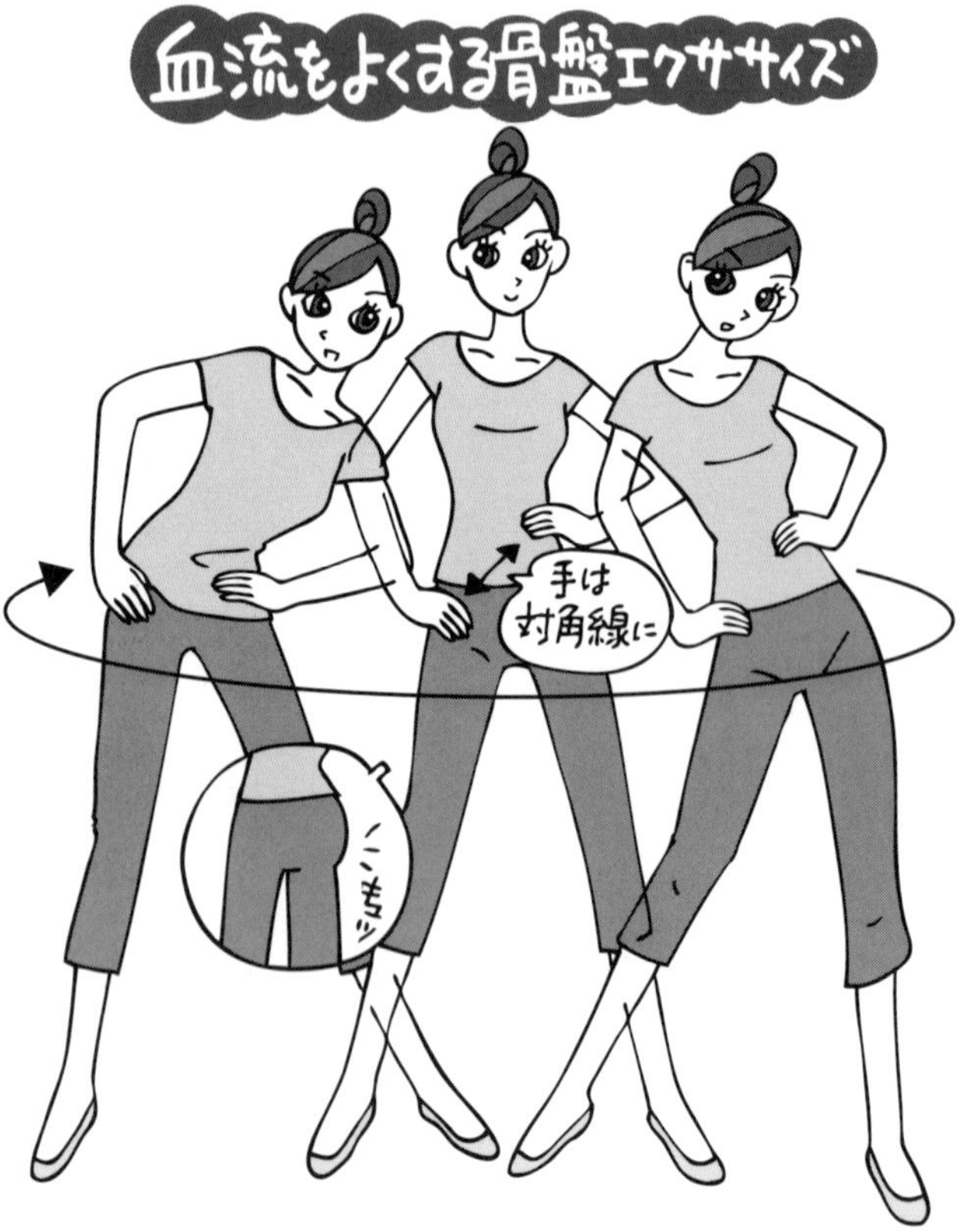
血流をよくする骨盤エクササイズ
手は対角線に
ここもッ

カルテ⑫

肌を新しくする「血液サラサラウオーキング」

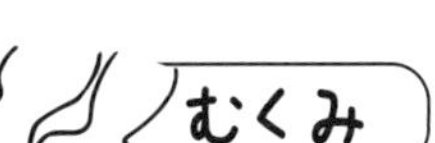

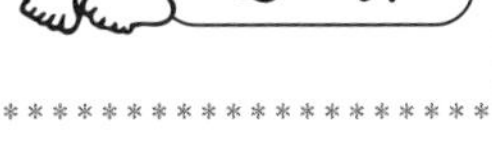

運動とひとくちにいってもいろいろありますが、クルマと同じで、体も急発進は事故のもと。

運動習慣がない人には短距離走や筋トレなど、瞬間的に強い力が必要な「無酸素運動」は負担が大きすぎますので、弱い力が筋肉にかかり続ける「有酸素運動」をおすすめします。

有酸素運動は、文字どおり全身の細胞に酸素を供給するので、細胞も活性化。新陳代謝がよくなって血液もサラサラになります。

とはいえ、有酸素運動のなかにはマラソンやエアロビクスなどなかなかハードなものも。毎日続けるためには、ウオーキングから始めましょう。

ウオーキングといっても、血流を上げるにはちょっとしたコツがあるのです。

ひとつ目は、「一定のリズムで歩くこと」。

規則正しいリズムは、全身の血流をコントロールしている自律神経を安定させるのにとても役立ちます。

このとき、無理に速足で歩く必要はありません。むしろ呼吸は浅くなり、血液も酸素不足に陥るので、血流が悪くなってしまいます。だらだら歩いては効果がありませんが、ご自身がちょうどいいと思える速度で、「1、2、1、2」とリズミカルに歩きましょう。

ふたつ目は、「視線を上げて歩くこと」。

ついついうつむきがちで歩く人は少なくありませんが、下を向いていると気道が狭くなり、やはり呼吸が浅くなってしまいます。

まっすぐ顔を上げれば、移り行く景色も目に留まります。「新しいお店がオープンしている」「この花はなんだろう?」と、街中での思わぬ発見もまた、新たな刺激となって、自律神経を活性化してくれるでしょう。

3つ目は、「まとめて歩くこと」。

5分歩いて本屋に寄って、10分歩いてカフェに寄って……トータルすればそれなりの時間だったとしても、やはりこまぎれで歩くのと、集中して歩くのは違います。

まずは20分を目安に、集中して歩いてみましょう。わずか20分でも、ボーッと歩くより「20分歩くぞ」と集中して歩くだけで、呼吸の量や運動効果は飛躍的にアップ。ひいては、血流のアップにも、大きな違いが表れます。

さらに、ウオーキングの前後にとりいれてほしいのが、「準備」と「ケア」。アスリートのトレーニングはすべて、準備、運動、ケアの3つで成り立っているのですが、一般の方でも同じです。

歩く前には、両手を組んだ状態で、両腕を真上に伸ばしましょう。さらに、右なめ上、左ななめ上にも伸ばして、上半身の血流をアップさせるストレッチを。歩いたあとには、足首をつかんでブラブラさせる、むくみ解消エクササイズをしましょう。

運動後は疲労物質が蓄積し、筋肉が硬直しています。放置すると、うっ血したり疲れがとれにくくなるので、ケアも必ずおこないましょう。

心臓から遠く、血流が悪くなりやすい足先のうっ血を解消することで、全身の血流がよくなって、栄養の供給と老廃物の排出がスムーズにおこなわれます。疲労回復が早まるほか、お肌の新陳代謝も活発になるんですよ！

まずは20分、慣れてくれば、40分、1時間……と時間を延ばしてみることも、おすすめです。

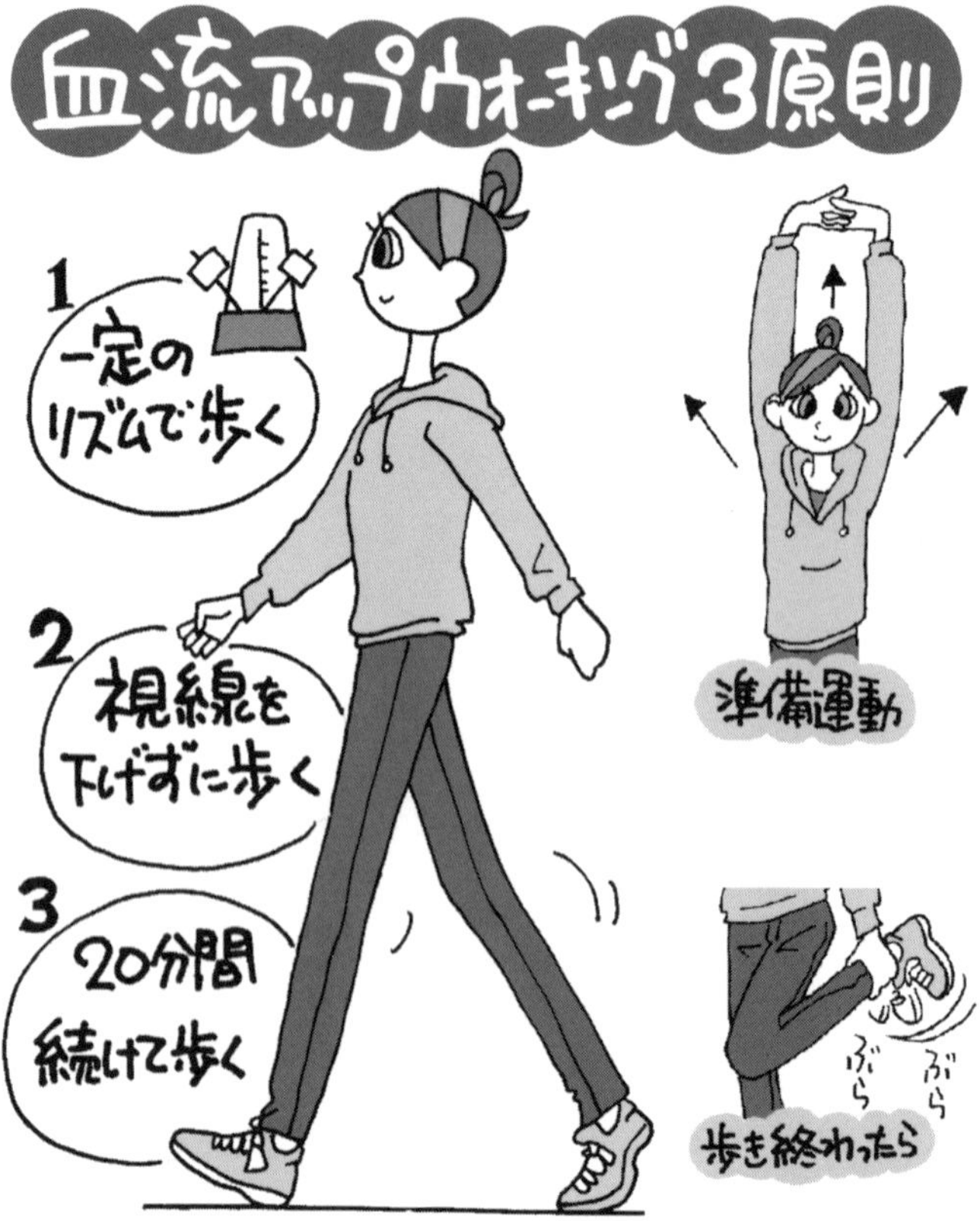
血流アップウォーキング3原則
1
一定のリズムで歩く
2
視線を下げずに歩く
3
20分間続けて歩く
準備運動
歩き終わったら
ぶらぶら

カルテ⑬

ダイエットの大敵「腸内細菌の乱」を鎮圧する方法

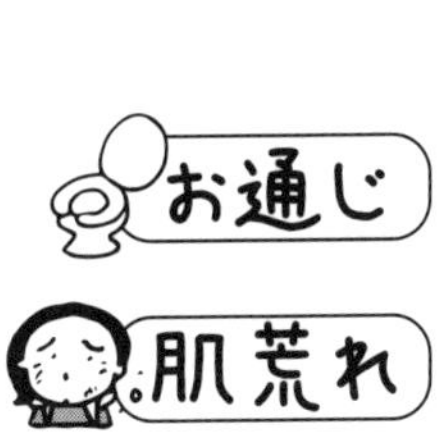

最近、肥満の原因は腸内環境の乱れが原因だといわれています。

私たちの腸のなかには、100兆個もの腸内細菌が生息していますが、その種類は大きく分けて3つ。

ビフィズス菌などに代表される「善玉菌」は、健康の強い味方です。消化を助けたり、発がん物質を無害化したり、腸の蠕動運動を活性化させ、有害物質を排出するなどの働きがあります。

対する「悪玉菌」は、腸内を腐らせたり、発がん促進物質を作ったり、有毒物質を作る働きが。ブドウ球菌やウェルシュ菌がこれにあたります。3つ目が、腸の状態によってどちらにも転ぶ「日和見菌」。大腸菌がその代表です。

その割合は人によって異なるのですが、善玉菌が2、悪玉菌が1、日和見菌が7という割合が、腸内環境にとっては良好です。

ところが、この割合は生活習慣ですぐに変化。これが肥満の原因になるのです。

腸内細菌は私たちが食事からとる栄養素の「残り物」を食べて生きていますが、偏った食事が続くと日和見菌が悪玉菌に変わって増殖。有毒物質を作り出し、血液をドロドロにしてしまいます。

血液には栄養を全身の細胞まで届ける働きがあるのですが、ドロドロ血だと細胞が受け入れを拒否するため、皮下脂肪や内臓脂肪にばかり栄養が届けられ、太りやすくなってしまうのです。

極端な食事制限もいけません。瞬間的に痩せるかもしれませんが、細菌たちが「飢餓状態」に陥り、やはり腸内環境が乱れることに。わずかな栄養でも脂肪組織に届けられ、すぐにリバウンドしてしまいます。

腸内環境が乱れると、全身の血流そのものも悪化。

腸内環境は自律神経の働きと密接に関係し、悪玉菌が増えると副交感神経の働きが低下。血管が収縮して、血流が悪くなるのです。すると、代謝も下がり、ますます痩せにくい体に……。腸内環境の乱れは、肥満スパイラルの始まりというわけです。

反対に、腸内環境がいいと、血液がサラサラに。脂肪組織ではなく全身の各細胞に栄養がきちんと届くので、スリムなうえに肌ツヤがよくなる、と、うれしいことだらけです。**マウスによる実験では、痩せているマウスの腸内細菌を採取して、太っているマウスに移植したら痩せたという結果も得られました。**

腸内細菌たちは、さながら私たちの体内に住むペット。偏った食事やストレスなど「不快な状態」に置かれると、それに反抗するように悪玉菌を増殖させて、飼い主である人間の体を攻撃するのです。まさに、腸内細菌の反乱！

とくに40代以上の女性は副交感神経の働きが低下し、腸内環境も乱れているので注意が必要です。若いころより悪玉菌が増加しているところにストレスや不規則な生活習慣、睡眠不足が加わると、腸内環境はさらに悪化してしまいます。

ダイエットをお考えなら、まずはぜひ生活習慣の見直しを。腸内細菌たちのご機嫌を損ねると、努力もすべて水の泡……ではなく、脂肪に変わってしまいます。

カルテ⑭

肌荒れにさようなら！猫背解消ウオーキング

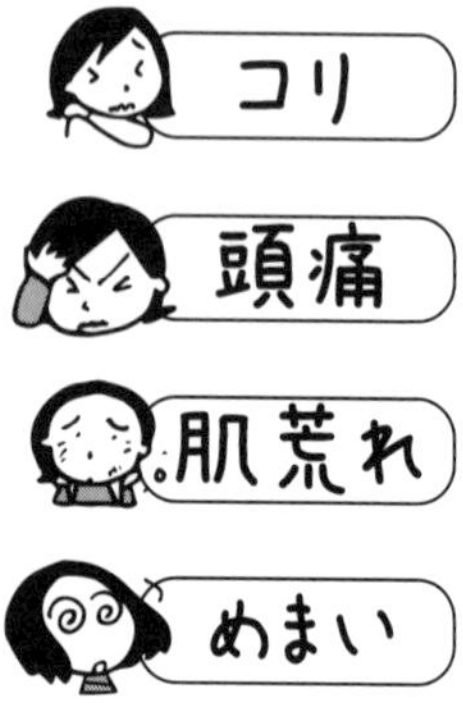

すっかり普及したスマートフォン。外出先でもインターネットやメールのやりとりなどが簡単にできて、便利な世の中になりました。

しかし、電車のなかをふと見回すと、誰もが手元のケータイやスマホを覗《のぞ》きこんでいてちょっと異様な光景です。スマホやタブレットの普及によって、首を痛め、血流が悪くなる方が増加しているのです！

たとえばいま、女性を中心に増えているのが「ストレートネック」。これは、文字どおり首がまっすぐになってしまう症状です。

頭を支える首の頸椎《けいつい》は、本来、ゆるやかなS字カーブを描いているものですが、うつむき続けることでこのカーブが失われ、頸椎がまっすぐに。頭が首より前に出てしまい、その重さを首が支えきれず、首、肩、背中などの筋肉にも負担がかかり、肩こりや腰痛などさまざまな不調を引き起こします。女性は首が細いので、うつむきっぱなしの姿勢だと、男性以上に首に負担がかかるのです。

また、全身の血流を支配しているのは自律神経ですが、なかでも加齢とともに働きが衰えやすい副交感神経も、やはり「首」が重要なポイント。外《がい》頸《けい》動脈と内頸動脈の境目には副交感神経のセンサーがあり、ここが命令を出すことで、血管は拡張するようになっています。ところが、姿勢が悪いとこのセンサーが圧迫され、全身の血流が滞ることに……。

さらに、うつむきがちだと気道も狭くなるので自然と呼吸が浅くなり、低酸素状態に。呼吸が浅いと血管は収縮してしまうので、血流はなおさら悪くなってしまいます。

血流障害と酸素不足は、こりや痛みだけでなく、肌荒れ、めまい、頭痛などの原因に。疲れもとれにくくなり、良いことがありません。

頭は私たちが思っている以上に重く、およそ6～7キログラム。ボウリングの玉ほどあり、これを支えているのが首なのです。とくに、手や腕にしびれがある場合は、頸椎の神経が圧迫され、かなり悪化している証し。「うつむきグセ」は一刻も早く直しましょう！

では、首の姿勢を正すには？　ポイントは背中にあります。スマホやケータイを手に下を向いているときは、首だけでなく背中ごと丸まっているもの。猫背はそれ自体が血流悪化や筋肉のこりの原因になるほか、内臓も圧迫するので、体幹ごと姿勢を正すことが重要なのです。

いちばん簡単なのは、歩き方を見直すこと。

まず、脚は腰から生えているのではなく、肋骨と肋骨の間（心窩部《しんかぶ》）から生えていると意識してください。そのまま、心窩部から右足、左足を出すつもりで歩きます。

こうすることで自然と胸を張った姿勢になり、猫背を解消。前に突き出していた頭も体幹のうえにきちんと戻り、頸椎の湾曲も自然なS字カーブを描きます。

たったこれだけで、首や肩、背中の筋肉のこわばりが解消！　首にある副交感神経のセンサーも元気に働きだすので、みるみる血流がアップします。圧迫されていた内臓が元に戻ることで、胃腸の働きがよくなる場合もあるでしょう。座っているときも、坐骨ごと立て直すつもりで座り、心窩部を意識して、胸を張ることがポイントです。

姿勢がよくなれば見た目にも美しいもの。常に心窩部に意識を集中させることで、スマホ美人を目指しましょう。ただし、ケータイいじりはほどほどに（笑）。

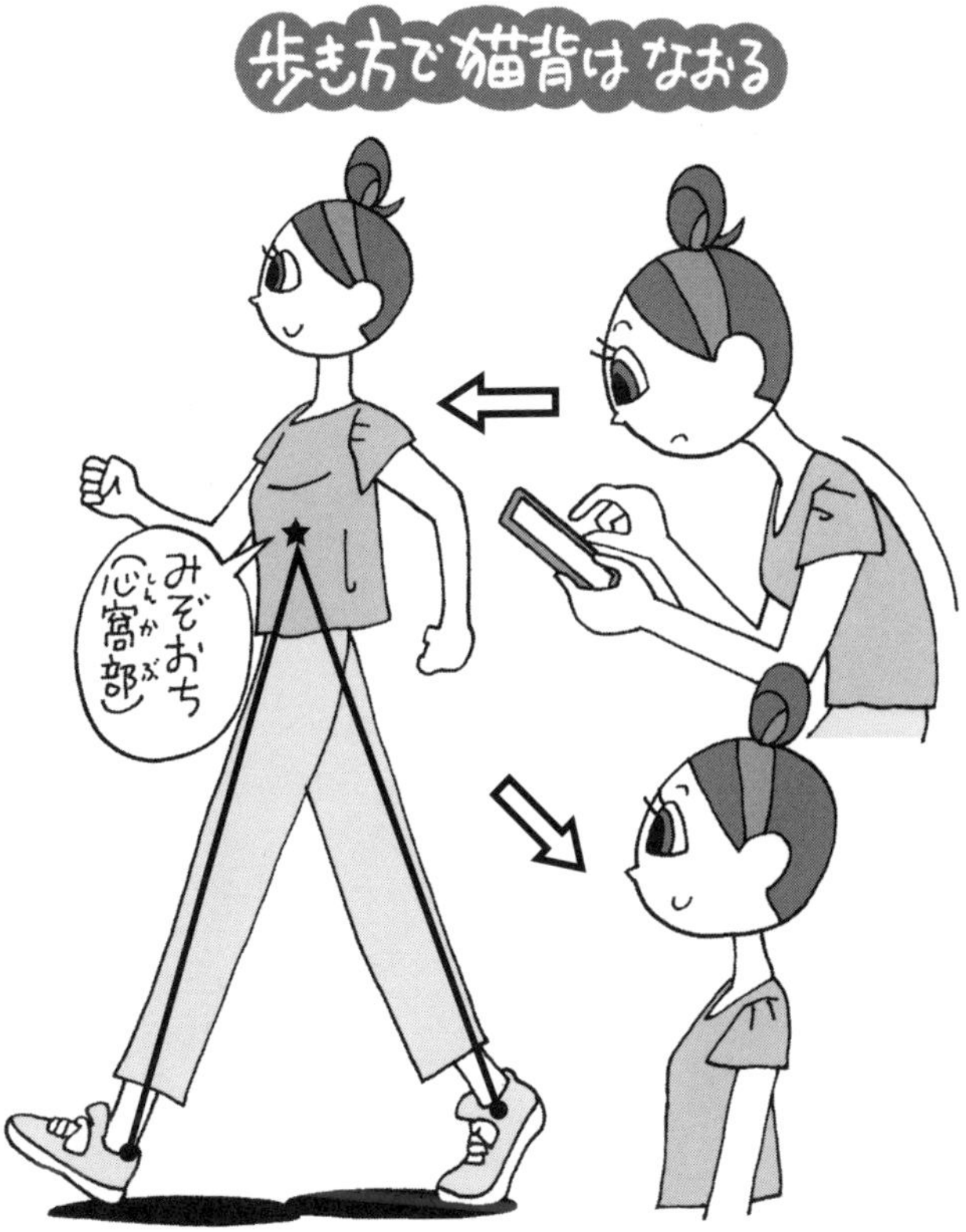
歩き方で猫背はなおる
みぞおち（心窩部《しんかぶ》）

カルテ⑮

美白もやりすぎると高血圧に!

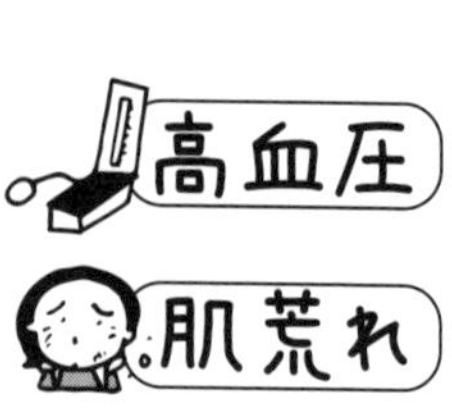

年々強くなっている紫外線。美白ブームも後押しして、入念なＵＶ対策をされている方も少なくないでしょう。

ところが、これが思わぬ健康被害につながっていることをご存じでしょうか?

実は、最近、日光の避けすぎによるビタミンＤ不足の患者が、世界的に増えています。

そもそも「ビタミン」が「体内で作れない栄養素」を指すのに対し、ビタミンＤだけは体内で作ることが可能という変わった存在。

むしろ食べ物だけで補うことは難しく、紫外線を浴びることで、皮膚で作られているのです。そして、極端なＵＶカットが、ビタミンＤの合成を阻害する一因となっているようなのです。

では、ビタミンDが不足するとどうなるのでしょう？

血液中のカルシウムが不足して、「低カルシウム血症」を引き起こしてしまいます。カルシウムはビタミンDと反対に、食事が主な供給源。小腸から吸収されて血流に乗り全身に届けられますが、このとき必要なのがビタミンD。

たとえカルシウムはしっかり摂っていても、ビタミンDが足りないと、小腸での吸収効率が悪くなり、血中のカルシウムが少なくなってしまうのです。

すると、今度はその不足を補おうと、骨が溶けてしまうのです。その結果、なんと骨がスカスカに……。

その昔、栄養状態が悪い時代に「くる病」という骨が変形する病気が子供に多発しましたが、ビタミンD不足によって、近年、このくる病が増加しているというのです。

骨がもろくなっている高齢者も要注意！

骨粗しょう症のリスクが上がるだけでなく、ビタミンDは筋肉を増強する働きがあるので、不足することによって筋力が衰え、転倒・骨折しやすくなります。

ビタミンD不足の女性から生まれた子どもは骨量が低くなるともいわれていますので、小さなお子さんからお年寄りまで、ビタミンD不足は、すべての世代に関係する問題といえるでしょう。

また、カルシウムは筋肉や血液にも存在。カルシウムが不足すると、血管の筋肉も傷めやすくなるので、高血圧や動脈硬化を発症する引き金にもなりえるのです。

皮膚がんのリスクになることから、先進国では紫外線を避ける傾向にありますが、たとえば家から駅までの十数分程度、顔や手に日光があたる分には心配はご無用。

むしろ、その程度の日光浴で、ビタミンDは十分合成されるのです。

昔に比べ紫外線量が増えているご時世なので、無防備ではいられませんが、あまりに過剰なUVカットは、血流にも骨にも、あまりいいとは言えなさそうです。「美白命！」の皆さんも、少しだけ太陽と仲よくしてくださいね。

もちろん、裸同然の格好で長時間直射日光に晒《さら》されることは、皮膚がんはもとより、シミやヤケドのような日焼けの原因になるので、決しておすすめいたしません。

カルテ⑯

食べてヤセる食物繊維がある

お通じ

高血糖

　お通じがよくなることから、ダイエットの味方としても知られる食物繊維。

　最新の研究では、なんとお通じに限らず、食物繊維には食欲そのものを抑制する効果があることが、明らかになりました。

　イギリスの科学誌『ネイチャーコミュニケーションズ』に掲載された、インペリアルカレッジ・ロンドンの論文によると、カギを握るのは、食物繊維を与えられたマウスの腸内に、大量に発生していた「酢酸塩」という物質。これは、食物繊維が発酵することで作り出される、短鎖脂肪酸の一種です。

　この酢酸塩が血流に乗って脳にまで届き、食欲を制御する視床下部にも到達。神経細胞に直接働きかけ、「食べることを止めるよう」信号を発信。マウスの食欲を抑えていたということです。

気になるヒトへの影響については、今後研究が進められるとのこと。

いずれ酢酸塩入りのダイエットフードが開発されるかもしれませんが、論文ではさらに、「石器時代の人類の食物繊維摂取量が1日100グラムもあったのに対し、現代人はわずか15グラムと激減していることが、肥満増加の一因ではないか」とも推測していますから、ダイエットを目指すなら、やはり食物繊維は積極的に摂っておきたいところですね。

さすがに1日100グラムは難しいと思いますが、現状の15グラムでは、腸内環境を整えるという点でも不十分だと、私は考えます。

さて、食物繊維には不溶性と水溶性がありますが、**酢酸塩などの短鎖脂肪酸を作るのは「発酵する食物繊維」。これは、水溶性食物繊維を指します。**

水溶性食物繊維は、主に海藻やネバネバ系の食材に豊富に含まれており、代表的な食材としては昆布やわかめ、めかぶ、アボカド、長芋、モロヘイヤやオクラなどが挙げられます。

「ダイエットしたい！　でも、食べたい！」

というときには、甘いモノよりネバネバ食品！

水溶性の食物繊維を食べることで、スッキリ・キレイなカラダに近づくことができるでしょう。

なお、水溶性食物繊維には血糖値の乱高下を穏やかにする働きもあるので、甘いものが好きな方にはなおさらおすすめなのです。

もちろん、食物繊維をしっかり摂ることでお通じもよくなるはず。水溶性食物繊維は、腸内の善玉菌のエサになるという働きも持っています。

しっかり出しつつ、食欲も抑制……。

食物繊維の持つダイエットパワーには、今後も注目していきたいところです。

カルテ⑰

新鮮な血液は美肌を保つ

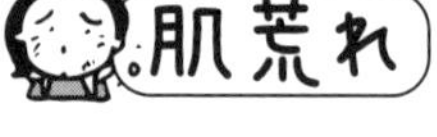

「色の白いは七難隠す」といいますが、白く透き通った肌は女性の憧れですね。もち肌、敏感肌、混合肌など肌についてはさまざまな表現がありますが、大きく４つに分けられます。

①色白で透明感のある理想形と、②色白だけどくすみがあるタイプ。そして、③色黒だけどツヤがあり健康的に見えるタイプと、④色黒でくすみ肌、です。

色白・色黒を決めるのは、メラニン色素。紫外線にあたると、その刺激から皮膚を守ろうとして、メラノサイトという色素細胞からメラニンが大量に放出され、肌は黒くなってしまいます。

人種によって肌の色が違うのは、メラノサイトの数ではなく働き方の違い。同じ日本人でも日焼けしにくい人とすぐに黒くなる人がいるのは、メラノサイトの活性度に個人差があるからなんですね。

もともと色白な方はメラノサイトの働きが弱く、紫外線に触れてもあまりメラニン色素が作られません。反対に、いわゆる地黒な方はメラノサイトの働きが活発なため、少し日にあたっただけでも色素が大量に作られ、すぐに黒くなるのです。

とはいえ、色白な方も安心は禁物！

メラニンは、紫外線から私たちを守る大切な防衛物質。これが少ないということは、紫外線が皮膚の奥まで入り込み、少しの日光で水ぶくれや炎症を引き起こしやすいということです。紫外線はＤＮＡも破壊するので、皮膚がんの原因にもなります。

いずれにせよ、美肌のためには過剰な紫外線を防ぐことが重要です。地黒な方も紫外線を防ぐことで、メラニン色素の生成が抑えられます。

さらに、きれいな肌色は、血液の質によって決まります。

とくに顔の表皮は大変薄く、その下を流れる毛細血管の血液の色が、そのまま顔色として反映されてしまうのです。新鮮できれいな赤い血液が流れていれば顔色は美しく、反対に、黒ずんだ血液が流れていれば顔色はくすんでしまいます。

では、きれいな血液を作るもとはなんでしょう？

答えは、緑色の野菜と青魚です。ほうれん草や小松菜など、緑色が濃い葉もの野菜にとくに多く含まれる葉緑素には、血液浄化作用があり、たばこのニコチンやアルコールのアルデヒドも解毒してくれます。

さらに、緑の野菜を食べると葉緑素の主成分であるマグネシウムは鉄に変化、血は明るい赤になり、文字どおり血色がよくなるのです。

青魚に含まれるＥＰＡとＤＨＡの血液サラサラ効果については、もはや説明の必要はないでしょう。

反対に、砂糖を摂りすぎると血液はドロドロに。砂糖には血液を酸化させる作用があり、これによって血の色もどす黒く変色してしまいます。そして、砂糖水のように流れも停滞。これでは当然、肌もくすんでしまいますね。

紫外線を防ぎつつ、食生活から血液をきれいにすることが、くすみのない若々しい美肌の第一歩。色白でも小麦色の肌でも、内側から輝くような素肌こそが、自然で美しいものです。

Column　見た目が変わる!　私の食べ方②

食べる
スピードダイエット

ゆっくり食べれば、食べすぎを防ぐだけでなく、カロリーの消費量もアップ。より「太りにくい」体になることが、東京工業大学の実験で明らかになりました。

10名の男性被験者を2つのグループに分け、300kcalある棒状の栄養調整食品を一方のグループはできるだけ早く、もう一方はゆっくり食べたところ、食後90分後のエネルギー消費量は「早食い」で体重1kgあたり7cal、「遅食い」は180calと、大きな開きが出ました。

これは、体重60kgの人が1日3回食事をしたとすると、1年間で1万千kcal、脂肪なら1.5kgの差が出る計算!

一気にたくさん食べると血糖値も急上昇し、糖尿病の発症につながるほか、余った糖は脂肪として貯蔵されてしまうので、やはり肥満につながります。私も、急いでいるとつい早食いになってしまうのですが、食事は一口ごとに箸を置き、30回は噛むことで、ゆっくり味わいたいものですね。

根菜など、歯ごたえのあるものをなるべく食べるのもよいでしょう。食物繊維も摂れるので満腹感もお通じも得やすくなるので、一石二鳥どころか「三鳥」です。

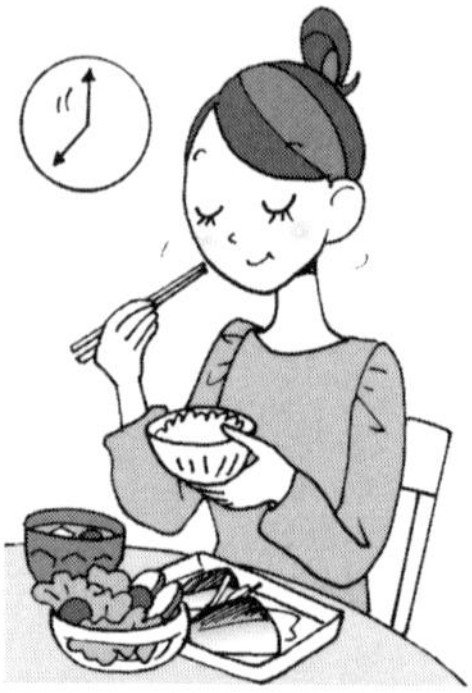

第3章

病気の元をきれいに流す

カルテ⑱

首を回すだけで、傷ついた血管が甦る

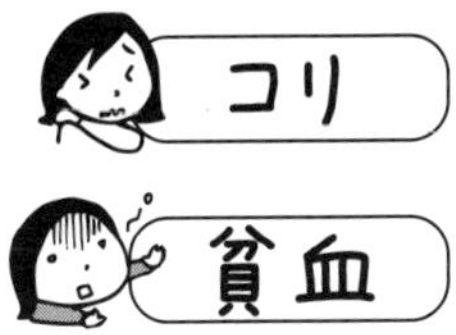

突然ですが、あなたの血管は頑丈ですか?

よい血流には、血管が丈夫であることが重要です。血流アップのために、若々しい血管の維持も、ぜひ意識していきましょう。

さて、血管の頑丈さを握るカギとなるのは「血管内皮細胞」という細胞たちです。血管は外膜、中膜、内膜の三重構造になっていますが、血管内皮細胞は内膜のさらに内側を覆うように存在していて、常に血液に接している部分です。

この内皮細胞、私たちが子どものころは丸々と太っていますが、年齢とともに薄くなり、扁平化。すると弾力性がなくなって、血管の収縮・拡張作用が衰えてしまい、血流がスムーズに流れなくなってしまうのです。血流が悪くなると、美容や健康面でさまざまな悪影響が起こることは、もうおわかりですよね。

生活習慣によっても血管は損傷します。高血圧や喫煙習慣は、内皮細胞を傷つけ、ボロボロにするため、その隙間から血液中の悪玉コレステロールが侵入し、プラークという塊を作ります。これが血管をふさぎ、血流を悪くしたり、血栓を作ったり、動脈硬化を引き起こすなど、さまざまな悪事を働くのです。最終的には心筋梗塞や脳梗塞など、重篤な症状につながります。

「人は血管とともに老いる」とは「近代医学の父」といわれたウィリアム・オスラー博士による有名な言葉ですが、その血管の老化は、血管内皮細胞の衰えから始まる、といえるでしょう。

では、血管内皮細胞のアンチエイジングはどうしたらいいでしょう。

やはり食事、運動、睡眠が大切です。食事は、すべての栄養素をバランスよくとりましょう。たとえばビタミンAは血管を強化する働きがあり、がんや老化を防ぐ抗酸化作用も。レバーやウナギなどに多く含まれていますが、レバーは鉄分、ウナギはビタミンB群も豊富なので、貧血解消にもいいでしょう。同じく抗酸化作用の高いビタミンCやE、ポリフェノールは、血管内皮細胞の働きを高めると期待されています。

適度な運動によって内皮細胞を内側から「鍛える」ことも可能です。体を動かし血流がよくなると、内皮細胞が刺激され、血栓予防物質が作られます。

実は内皮細胞のなかにも毛細血管が通っています。全身の血流がよくなれば、内皮細胞自体の血流もよくなるので、細胞が丈夫になるといえるでしょう。

そこでおすすめなのが、首の筋肉をほぐすことです。首には太い血管が集中しているだけでなく、血流を支配する自律神経に作用する神経も集まっています。自律神経には内臓機能を調節する働きもあるので、首の筋肉がこっていると、全身の血流が悪くなり、体調も悪くなってしまいます。

両手首を前で交差させ、首を回すだけ。ただ首を回すだけでは体全体が動いてしまうのですが、手を固定することで体に軸ができ、効率的に首の筋肉を刺激、血流を促進します。

首を回しながら、両手をグー・パーすれば、末端からも血流をアップさせるので、より効果的。一日のどの時間帯でもOKですので、血管内皮細胞へ血流を届けるイメージで、右回りと左回り、両方おこないましょう。

ちなみに、血管が細い女性も少なくないかと思いますが、血管の太さと血流の良しあしは関係ありませんので、ご安心を。

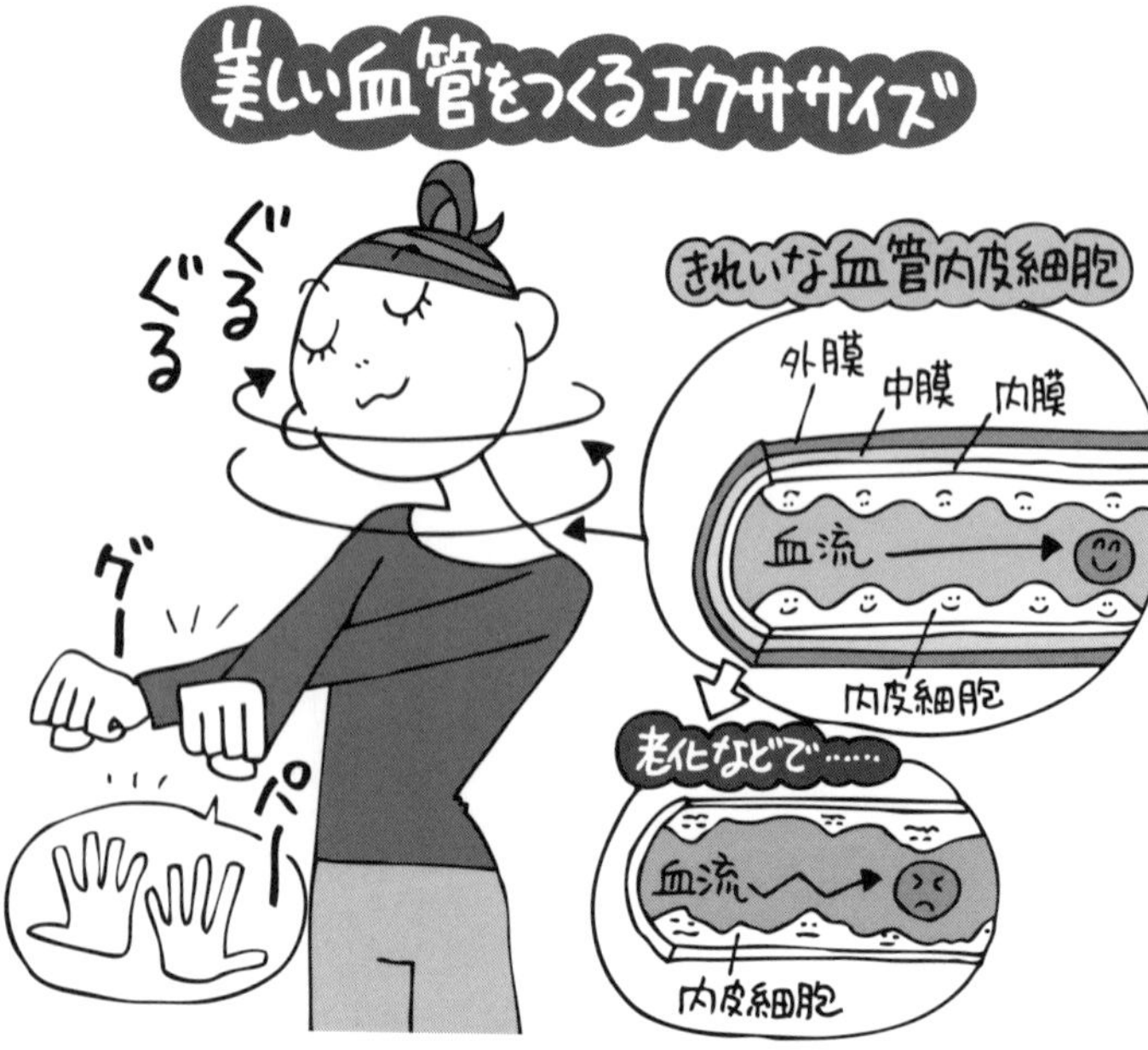
美しい血管をつくるエクササイズ
ぐるぐる
グー
パー
きれいな血管内皮細胞
外膜
中膜
内膜
血流
内皮細胞
老化などで……
血流
内皮細胞

カルテ⑲

リラックスするのは柑橘系の香り

季節の移り変わりと血流は大きく関係しています。暖かい春と夏は、血管が拡張して副交感神経が優位に。そして、気温が下がる秋と冬は、血管を収縮して体温を保つために、交感神経が優位になります。

つまり、冬から春にかけてと、夏から秋にかけての、２つのポイントが血流にとって大きな転換点。前者は交感神経優位から副交感神経優位に、そして後者は副交感神経優位から交感神経優位へと移り変わっていくため、どうしても体調を崩しやすくなるのです。

季節の大きな節目には、ちょっとした刺激を取り入れることが、血流アップのポイントといえるでしょう。

そこで取り入れていただきたいのが、家にいても感じられる小さな刺激＝香りの力についてです。

まず、香りには意識をそらす作用があります。一見、集中力を削いでしまうよくないことのようですが、あながちそうではありません。

人は集中しすぎると、どうしても呼吸が止まってしまうもの。浅い呼吸は交感神経を刺激するので、緊張感を高めるだけでなく血管も収縮してしまいます。血流も悪くなり、体も頭も低酸素状態に。パフォーマンスは低下してしまうのです。

しかし、そこにいい香りが感じられると、停滞していた意識が活性化して、止まっていた呼吸も活発になるのです。

最近ではデパートなどでもアロマの香りを漂わせているところが増えました。街中を忙しく歩いているときなども、ふと、いい香りに出合えると、それだけで心は落ち着きを取り戻し、自然と、ゆっくり、深い呼吸ができるようになるものです。

深呼吸は末梢血管の血液量を増加させるので、全身の筋肉がゆるみ、リラックス効果も。いい呼吸は、血流と心の落ち着きを、一瞬にして取り戻せるのです。

また、香りそのものにも、心身を癒す力があります。

香り成分は鼻から大脳に届き、大脳辺縁系から視床下部に伝わり、自律神経をコントロール。血流がよくなるのはもちろん、体温やホルモンも安定させます。

アスリートには、試合中でも落ち着いてプレーできるように、リストバンドにお気に入りの香りをしみこませている方も少なくありません。ですから、緊張する場面では、好きな香りをお守り代わりに身につけることもおすすめです。緊張がほぐれることで血流もよくなり、本来のあなたらしさが発揮できるでしょう。

いい香りに出合うと、それにまつわる記憶……特に、いい記憶を呼び戻してくれることが多いのも特徴です。たとえば街中で、ほんの一瞬、昔の恋人と同じ香水の匂いがしただけで当時の甘酸っぱい感情が甦ったことがある人もいるのではないでしょうか。これはまさに、香りが、いい思い出を連れてきてくれたケースです。

アロマオイルの成分には、種類ごとに「鎮静」や「美肌」などさまざまな効能がうたわれていますが、私の研究では、柑橘系の香りが交感神経と副交感神経の活性を共に高め、血流アップ効果も高いことが判明しています。

また、身にまとう香りの種類をときどき替えるのも効果的。今週はこの香り、来週は別の香り……と「意識」して香りに変化をつけることで、日常にも小さな刺激を感じられるようになるでしょう。

季節の変わり目や疲れを感じたときは、いい香りを身につけてみてはいかがでしょう。

カルテ⑳

「ホワイトの刺激」が不調を遠ざける

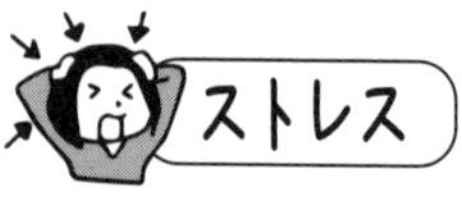

少子高齢化やストレス社会を背景に、ペットに癒しを求める人は年々増加するいっぽうです。所有物ではなく大切な家族の一員として扱われるようにもなりました。「ペット療法」や「アニマルセラピー」という言葉を聞いたことがある方も、多いのでは？

実はこのペット、副交感神経の機能を活性化するためにも、とても大切な存在です。アニマルセラピーでは、ペットと触れ合うことでオキシトシンなどの幸せホルモンが出るとされていますが、この愛くるしさは副交感神経も活性化してくれるため、私は、血流をよくする「ホワイトの刺激」と呼んでいます。

ホワイトの刺激とは、要するに「快い」刺激のこと。動物がじゃれ合ったり、人間には予想もつかない動きを見せてくれたりすることのほかに、小さな子どもの愛くるしい仕草

や、食べ物やお気に入りのアロマのいい香り、気持ちのいい風などがそれに当たります。こうしたホワイトの刺激を受けたときに、私たちはリラックスした気持ちになるのです。

すると、自然に呼吸が深く穏やかに。ゆっくりとした深い呼吸は副交感神経を刺激するので、血管が開き、全身に血液が行きわたるようになるのです。よく、深呼吸をすると心が落ち着くというのは、末梢の血流量が増加するからなんですね。

かわいい動物を見ると思わずなでたくなるのも、手のひらから伝わる気持ちのよい触りごこちが「ホワイトの刺激」となるからです。

反対に、動物がいじめられていたり、痛そうにしているのは見ていてつらいでしょう。そうした「不快」な刺激は、交感神経を優位にさせ、心身を緊張状態に持っていくため、無意識のうちに呼吸が止まってしまい血管も収縮。血流も悪くなってしまうのです。

あまりに緊張状態が続き血流が悪くなると、手足が震え、ひどい場合は失神してしまうこともあるんですよ！

ホワイトの刺激に対して、私はこれを「ブラックの刺激」と呼んでいます。

もしあなたがペットを飼っているのなら、ぜひ撫でたり抱いたりして、存分に癒されてください。いままで以上にリラックス効果が高まり、副交感神経の機能が飛躍的にアップ。血管が広がり、血流が増すでしょう。

さらに、ペットがワンちゃんなら、毎日できるだけ決まった時間に散歩に連れていくことも、血流アップに効果的です。規則正しい生活と適度な運動も、自律神経を整える重要なファクター。もちろん、猫でも蛇でも、あなたがかわいいと思える動物なら、ペットはなんでもOKです。

では、ペットを飼っていない方はどうしたらいいでしょう？

大丈夫！　写真や動画などでかわいい動物の姿を見るだけでも、「ホワイトの刺激」を得られます。「かわいい！」と思ったそのときに、すでに副交感神経は刺激されているのです。

実は私も愛犬家で、わが家にはトイプードルのアレキサンダー＝ポチ太郎や、ゴールデンレトリバーのぽろん、ミックス犬のタンタンという家族がいます。でも、仕事が忙しく一緒にいられる時間が少ないため、教授室に彼らの写真を飾り、疲れたときに眺めています。本当にかわいい！

カルテ㉑

詰まらせない高血圧ケア

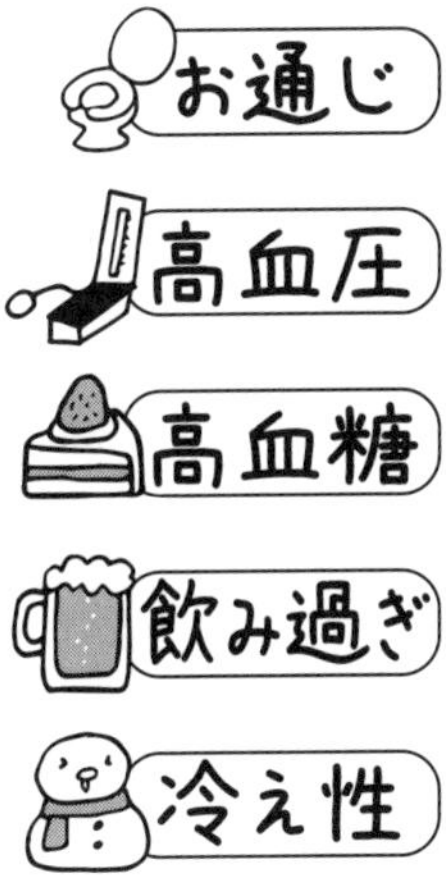

熟年世代はメタボにご用心！　内臓脂肪が溜まると糖尿病や高血圧を併発しやすくなることは、皆さんご存じのことでしょう。

糖尿病や高血圧、高脂血症が恐ろしいのは、血管の「内皮細胞」を傷つける病気だからです。簡単に言えば血流が悪くなり、最悪の場合、血管が詰まってしまいます。それが心筋梗塞や、糖尿病の場合は「壊疽《えそ》」（組織が腐ること）といった合併症を引き起こしているのです。

いまや、30歳以上の30〜40%が高血圧という時代。ふだんは正常値でも、朝は血圧が高い「早朝高血圧」という人も少なくありません。この場合、本人の自覚がないということも……。

加齢によって副交感神経の働きはダウンし、交感神経の働きが優位になるため、血管は収縮しやすいもの。これまで、たくさんの方の自律神経を測定してきましたが、生活習慣病がある人は、総じて副交感神経の機能が衰えていました。

しかし、言いかえれば、副交感神経の機能をアップさせれば、高血圧や高血糖の症状を、防ぐことができるのです。

軽い高血圧なら、副交感神経を高めて血管を弛緩《しかん》させることで、降圧剤を飲まずとも、血圧は下がります。

また、高血糖の血はドロドロですが、血管が広がることで多少は流れやすくなります。血糖値を下げるホルモンであるインスリンは膵臓から分泌されますが、このインスリンも、血流がよくなることで機能が活性化。

患者さんの中にも副交感神経がアップすることで、「以前より降圧剤の効きがよくなった」「血糖のコントロールがしやすくなった」という方がたくさんいますよ。

そこでおすすめしたいのが、「お風呂」。ここでポイントになるのは、「ぬるめのお湯にじっくりと」入ることです。

目安は、39度から40度ぐらいのお風呂に15分。すると、体のなかが徐々に温まり、深部体温は38・5～39度まで上がります。血流が改善され、血液が体のすみずみまで行きわた

るので、血糖値や血圧が上がるのを抑制してくれます。また、代謝や免疫力もアップ。疲れにくい体も手に入ります。

反対に、熱いお風呂は血行を悪くします。41度以上になると交感神経が優位になり、血管が収縮して血液はドロドロに。直腸の温度も急激に上がり、自律神経を乱してしまいます。

「明け方までお酒を飲んで、熱いシャワーに入る」などということをしていたら、要注意！　交感神経は朝に向かって活性化しますし、お酒も、熱いシャワーも、すべて交感神経の働きを過剰にさせるもと。血管収縮のトリプルパンチで、命の危険さえはらんでいます。

一日の終わりは、のんびりバスタイムで締めくくりを。最近では、お通じだけでなく、高血圧も腸内環境と関係していることもわかってきましたので、善玉菌を増やす食生活もあわせてどうぞ。ヨーグルトなどの乳酸菌、わかめなど水溶性の食物繊維、味噌やキムチなどの発酵食品を積極的にとりましょう。

カルテ㉒

ピンキーリング（小指刺激）で免疫力UP

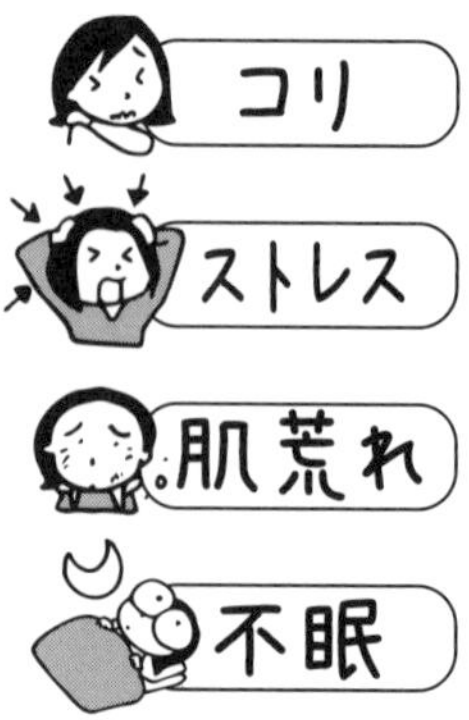

お気に入りのジュエリーは気持ちを高揚させてくれるものですが、実はピンキーリング（小指用の指輪）は、血流を上げる最高のパワーアクセサリー。お気に入りのピンキーリングで、内側から女子力アップを狙ってみませんか？

手や足の動きと、末梢神経である自律神経の働きは密接に関係しており、それが血流にも大きく影響します。

たとえば、私たちがおこなった実験では、手のひらをグッと握ると副交感神経の働きが下がることがわかりました。これはまだ仮説段階ですが、力を込めることで血流が悪くなり、それによって副交感神経の機能が衰えたのだと推測されます。

いっぽうで、足の裏をもむと心臓からもっとも遠い毛細血管のうっ血が解消するため、

全身の血流とともに副交感神経の働きも活性化。栄養の供給と老廃物の排出がうまくいくようになり、お肌もツルツル、免疫力もアップします。

そんな手足のなかでも、副交感神経の働きを高め、血流アップにとって、もっとも重要なのが、両足の親指と両手の小指です。

足の親指は、まっすぐ立ったときに体全体を支える大切な「軸」。ここにきちんと体重が乗っていないとO脚になり、全身が歪みますが、当然血流も悪くなってしまうのです。

そして、意外に思うかもしれませんが、手の小指も、やはり大切な「軸」。人間は本来、まっすぐ立って腕を下ろすと、手のひらが前側を向くものです。このとき、小指は体の横、全身の中央に来ています。

ところが、腕を自然に下ろしたときに手の甲が前側になり小指が外を向いてしまっているようなら、それは肩や腕がねじれている証し。

最近では、スマホやパソコンに夢中になるあまり、肩が内側に入り姿勢が乱れる「巻き肩」の方が増えていますが、当然、血流は滞りがちになっていると思っていいでしょう。

そこで「小指が体につくように」と意識することで本来の姿勢に戻り、腕から肩、首の歪みも矯正。血液もスムーズに流れます。

そのためにおすすめしたいのが、冒頭の「ピンキーリング」。

自律神経はふだん、私たちの意識とは無関係に働き、呼吸や血流をコントロールしています。私は常々、その無意識下にある自律神経を「意識」することこそが免疫力アップの要だとお話ししていますが、ピンキーリングがまさにその象徴。存在感の薄い小指に指輪をすることで、小指への意識はグッと高まります。

そして、実際に、小指には、副交感神経の活性化につながるツボ（経絡）もたくさん！爪の付け根の内側（薬指側）のツボは「少衝」といって、イライラや不眠の緩和に。外側の付け根の「少沢」は、血流を改善します。

また、第二関節横ジワ中央あたりに「命門」が。これも血流をよくするツボです。

小指は一見、存在感の薄い地味な指ですが、実は全身のバランスをとる重要な役割を担っているのです。

ふだんから、ピンキーリングで意識を向けつつ、小指全体をマッサージして、免疫力を底上げしましょう。

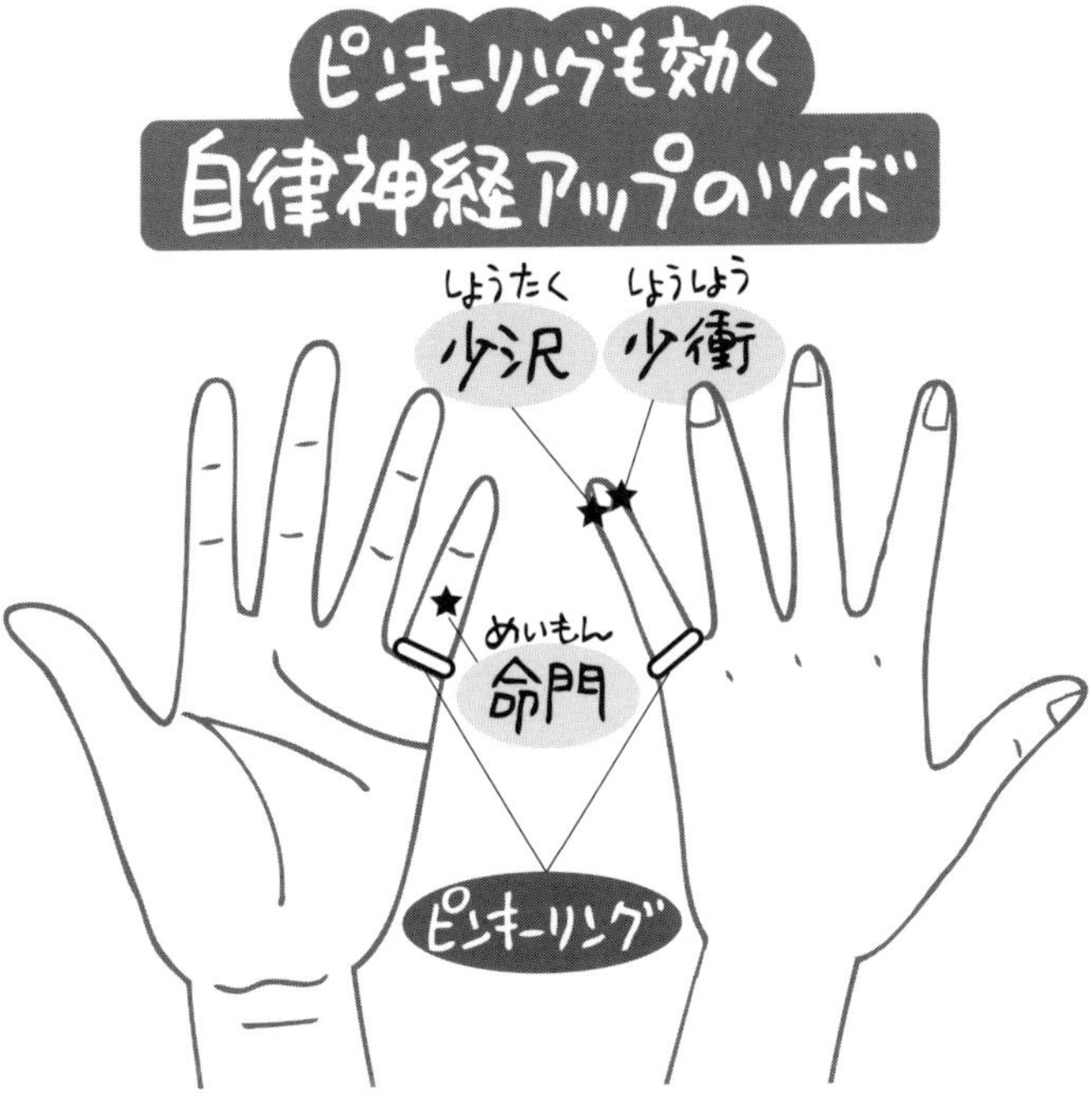
ピンキーリングも効く
自律神経アップのツボ
少沢《しょうたく》
少衝《しょうしょう》
命門《めいもん》
ピンキーリング

カルテ㉓

血管を守る「言葉の力」

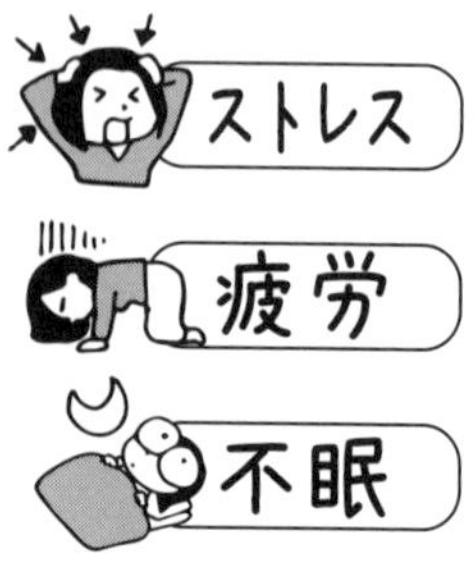

『言葉に気をつけなさい、それはいつか行動になるから』

これはマザー・テレサの名言の一部ですが、実はストレスも、言葉によって悪化したり、解消したり。大きな影響を受けているのです。

人間の体は、ストレスを感じるとアドレナリンというホルモンが分泌されて「警戒態勢」に入ります。体を緊張状態にする交感神経が活性化し、血管が収縮。血流は当然悪くなり、心拍数と血圧も急上昇します。恐怖を感じたときに胸がドキドキしたり、顔が青ざめるのは、このアドレナリンの作用です。闘いと逃走に備えるため、血糖値も上昇します。

これだけの「大騒ぎ」をしているので、体はエネルギーを大量に消費。

ストレスが解消されれば交感神経はおさまり興奮状態からも冷め、人は食事や睡眠によって、失われたエネルギーを取り戻すのですが、ストレスが長続きすれば興奮状態から抜け出せず、不眠や食欲不振に。

疲労が溜まり、メンタルに不調をきたすのはもちろん、やがて心筋梗塞などを発症する恐れもあるのです！

さて、そこで問題なのが「言葉」です。実は、不平不満ばかりを口にしていると、その言葉自体が刺激になって、体は「警戒態勢」に入ってしまうのです。

反対に、ポジティブな言葉には人を幸せにする力があります。人は楽しい気分のとき、ドーパミンなどの脳内ホルモンが分泌されて、副交感神経も活性化。自律神経のバランスが整うのに伴って、血流や代謝もアップします。

そこで私がおすすめしたいのは、うまくいかないときほど、いつも以上に「ありがとう」と周囲に伝えること。「ありがとう」と言われて、嫌な気分になる人はいませんよね？　その一言で、周囲の人は幸せな気持ちになり、自律神経バランスも、とてもよくなります。

自律神経には周りに伝染するという特徴もあるので、周囲の自律神経バランスが整えば、最終的には自分に伝染。気持ちもリラックスして、血流もサラサラと流れるようになるでしょう。

「アフターユー（お先にどうぞ）」という言葉も効果的！ これは、私がイギリスに留学していているときに出合った言葉のなかで、もっとも印象に残ったものですが、イギリスでは皆、にっこり笑って相手に道を譲ります。この余裕こそが、交感神経の暴走をストップさせる鍵なのです。

どちらの言葉も、自分だけでなく、周囲のイライラも解消させる魔法の言葉。調子が悪いときほど、周りに優しい自分を心がけましょう。

とはいえ、抱えたストレスは吐き出したいもの。そんなときは、ストレスの原因と考えられるものを、すべて紙に書き出しましょう。「上司とうまくいかない」「ＰＴＡが面倒くさい」なんでも結構です。

次に、自分にとって、どれが重大な悩みなのか優先順位をつけていき、解決案も書き出します。これによって悩みの正体が「可視化」され、とるべき対策も明確に。あとは問題が解決するまで、これを繰り返していけばＯＫです。

うっぷん晴らしの悪口大会は、交感神経を刺激させ、自分も周囲も嫌な気分になって逆効果。外では「ありがとう」とにっこり笑い、悩みは自宅で「書いて」整理。そんな大人を目指すことこそが、ストレス解消の近道です！

カルテ㉔

大人のアレルギーに克《か》つ秘策

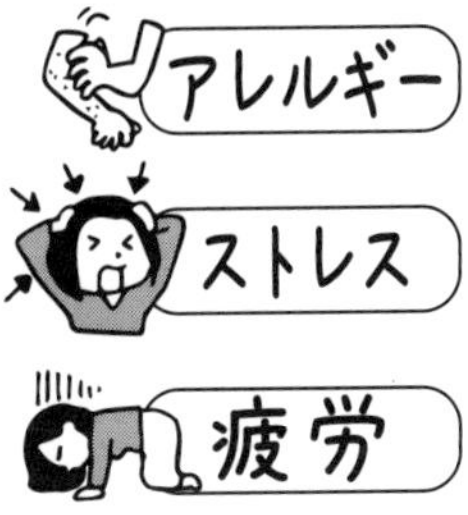

最近、アラフォー女性を中心に、じんましんや湿疹などの症状に悩まされる方の声をよく聞きます。

「子どものころはなんともなかったのに」

という声も少なくないのですが、これは珍しいことではありません。最近は、大人になってからアレルギーを発症する方が増えています。

アレルギーはもともと、暖かい気候とともに副交感神経の働きが優位になる、春から夏が発症のピークといわれています。春先の花粉症しかり、梅雨どきは、湿気や汗で蒸れて、かぶれることもあいまって、湿疹が出やすくなります。

これは、自律神経と血液中の免疫力が関係しているためです。免疫を司る白血球のなかには「リンパ球」と「顆粒球《かりゅう》」という2種類があるのですが、副交感神経が活発になりすぎると「リンパ球」も暴走し、本来ならアレルギー症状のもとになる異物（アレルゲン）を攻撃するはずが、自分自身も攻撃してしまうのです。

そのため、副交感神経の働きが活発な春・夏が、アレルギーの季節……というわけなのですが、大人のアレルギーの場合は、どうもそれだけではなさそうです。

原因として、もっとも考えられるのはストレス。

男性は30歳、女性は40歳を境に自律神経の働きが乱れ、血流が悪化します。それに合わせて腸内環境も衰えますが、腸内環境が悪いと、アレルギーのもとになる「IgE抗体」が血液中に増える傾向にあるのです。

そこに、ストレスが加わることで、発症の引き金となるのです。

ストレスは副交感神経の働きを衰えさせるので、一見、「リンパ球」の暴走に加担しているようには思えませんが、血液の質を悪くします。

疲労が蓄積すると自律神経が乱れ、白血球のバランスも乱れることに。顆粒球もリンパ球も活性度が下がり、免疫力そのものが下がってしまうのです。

子どものころにアトピー体質だったわけでもないのに、疲れたときにじんましんや発疹が出るというのは、まさにその代表例でしょう。

こうした発疹は、「昨日は脚、今日は腕」と、血流に乗って全身どこにでも起こりうるのも特徴です。ただし、そのとき血流が滞っている部位に、発疹は起きやすいようです。

30～40代ともなれば、血液の質や体質がそれまでとはガクッと変わります。とはいえ、この世代は仕事場では働き盛り、家庭では育児に介護と、どこにいても「最前線」。そのため、この世代を境に、大人もアレルギーを発症しやすくなっていくのです。

アレルギー体質には遺伝も関係していますので、簡単に克服できるものではありません。しかし、ハウスダストやダニなど、アレルゲンになりうるものは遠ざけ、部屋は清潔に保ちましょう。

また、ストレスもアレルゲンのひとつと捉え、ときには上手に逃げることも、自己防衛のひとつです。規則正しい生活も、白血球が持つ免疫力を高めるポイントです。

さらに体質のボトムアップをはかるなら、腸内環境の改善を。腸に刺激を与えることで、アレルギーのもとになるＩｇＥ抗体の産生を抑え、血流もよくしていきましょう。

腸の環境をよくするには「ひねり」が大切なので、最近はやりのフラダンスやヨガなどを習うのもいいですね。

カルテ㉕

万病の元、歯周病を退治する「スロー歯磨き」

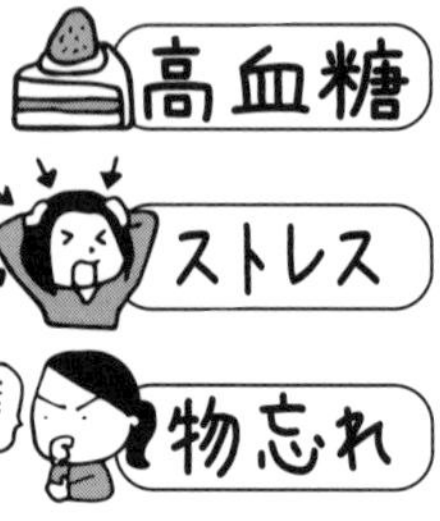

「80歳になっても20本以上自分の歯を保とう」とはよく聞く言葉ですが、歯はまさに健康のもと。きちんと噛めないと消化不良になるだけでなく、脳に刺激がいかなくなり、認知症の発症にもつながるといわれています。

さらに、血流にも悪影響を及ぼすことをご存じでしょうか?

日本人が歯を失う原因の第1位は「歯周病」。これは、歯と歯茎の間にある歯周ポケットから侵入した細菌に感染することで、引き起こされる炎症です。歯垢《しこう》1ミリグラムのなかに住みついている細菌の数はなんと10億個! そのなかの数種類が、虫歯や歯周病の原因になるといわれています。

発症のピークは40~60代。厚生労働省の調査でも、この世代の8割以上に歯肉からの出血や歯石沈着など、歯周病につながるなんらかの問題を抱えていることがわかっています（平成23年『歯科疾患実態調査』より）。30代以上の8割が歯周病にかかっているという説もあるので、もはや人ごととは言えませんね。

さて、この歯周病。虫歯と違って痛みがないので、気づいたときにはかなり進行していることが多い厄介者です。はじめは歯茎の周辺だけだった炎症も、放置すればやがて骨まで侵食することに……。歯周病で歯が抜けるのは、歯を支える「歯槽骨」という骨が、細菌感染によって溶けてしまうからなんですね。

さらに最近では、この歯周病菌が血流に乗って全身に巡り、脳梗塞や心筋梗塞、さらには糖尿病などを悪化させることが明らかになっています。

とくに糖尿病と歯周病は密接に関わっており、互いを悪化させ合う関係です。

もともと、糖尿病患者はそうでない人に比べ2倍ほど歯周病にかかりやすいのですが、歯周病菌が出す毒素はインスリンの効きを悪くさせるので、糖尿病も悪化します。これによって、また歯周病が悪化するという負の連鎖が起こってしまうのです。

ストレスや不規則な生活など、交感神経が優位な状態も歯周病を悪化させる要因に。交感神経が過剰な状態が続くと血液中のリンパ球が減るので、免疫力が低下し炎症を長引かせてしまいます。血管が収縮し歯周部の血流が悪くなってしまうことも、炎症を慢性化させる要因です。

若い世代にも歯周病が増えているのは、ストレス社会や生活習慣の乱れが原因のひとつといえるでしょう。自律神経を整え、全身の血流をよくすることは、免疫力をアップさせるので歯周病菌退治にもつながるのです。

ケアの基本はやはり歯磨き。意外と磨き残しがあるものなので、歯間ブラシなどのグッズも上手に使って細菌の増殖を防ぎましょう。とくに歯周ポケットの周辺は入念に！

さらに効果を上げるなら、笑いながら歯磨きをしましょう。たとえ作り笑いでも、笑顔は副交感神経を刺激するので、血液中のリンパ球も活性化します。

ガシガシ磨くのではなく、5分ぐらいかけて、呼吸をしながらゆっくり磨くこともポイント。深い呼吸は毛細血管を拡張させ、全身の血流を改善します。

白く健康な歯は、見た目年齢を5歳若返らせるともいわれています。

美しい口元で、血流も見た目も、若々しさをキープしましょう。

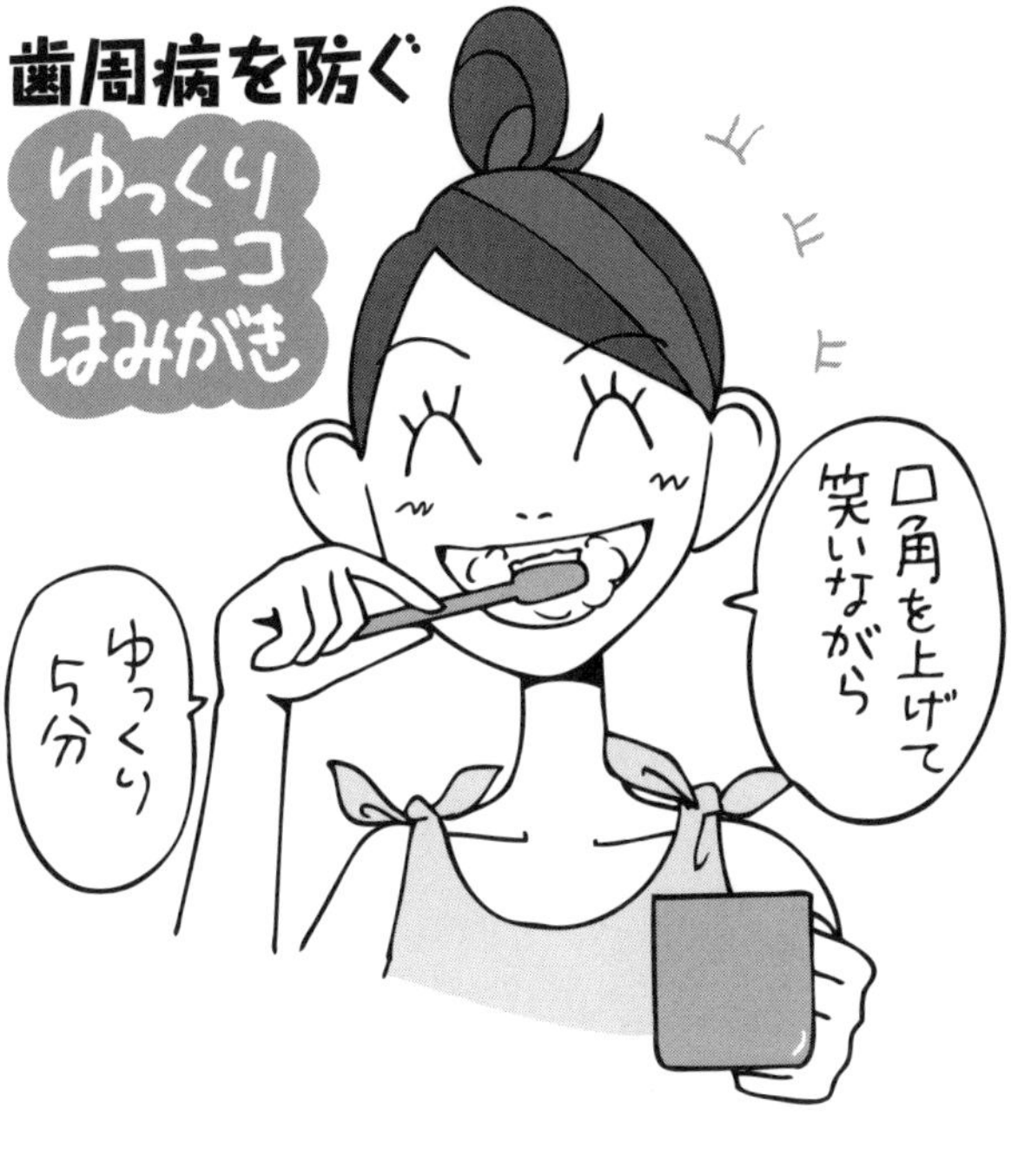
歯周病を防ぐ
ゆっくり
ニコニコ
はみがき
口角を上げて笑いながら
ゆっくり5分

カルテ㉖

マグネシウムで突然死を防ぐ

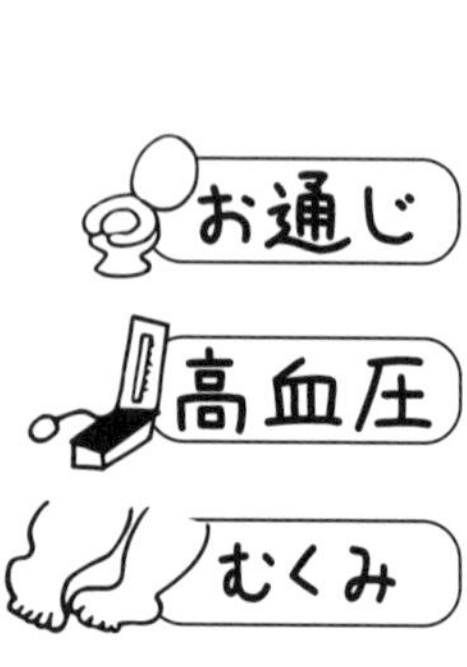

人間の体のほとんどは水分でできていますが、水分は加齢とともにどんどん失われていきます。胎児では体重のおよそ90％が水分ですが、成人で60％、高齢者は50％。**高齢者ほど脱水症状に陥りやすいのは、もともと、体内の水分量が少なくなっているからです。年齢を重ねるごとに、こまめな水分補給が大切ですね。**

さて、発汗によって失われるのは水分だけではありません。汗にはナトリウムやカリウムなどのミネラルが含まれていますが、汗をかくと特にマグネシウムが減ってしまいます。

そもそも現代人はマグネシウムが不足しがち。これはストレスや睡眠不足が原因ではないかといわれているのですが、マグネシウムが不足すると、神経伝達が弱くなり、臓器が正常に働かなくなってしまいます。

さらに、カルシウムの代謝も悪くなり血管壁に沈着。血管がけいれんし、血流がストップしてしまい、不整脈や心筋梗塞、脳梗塞の発症の引き金になりえます。コレステロール値も上がるので、血栓もできやすくなってしまいます。突然死は、このマグネシウム不足が原因という場合もあるのです。

発汗による脱水症状とマグネシウム不足のダブルパンチは、血流の大敵。暑い夏はもちろん、入浴やスポーツなどで大量に汗をかいたあとは、失った水分をきちんと取り戻し、サラサラな血流を目指しましょう。

しかし、ただ水を飲んでも、体内に吸収されないケースもあるので、注意が必要です。最近、話題になっているのは、熱中症予防と腸内環境の関係。せっかく水分を摂っても、腸が働いていないと吸収されず、尿としてそのまま排出されてしまうのです。

汗の原料は血液ですから、発汗によって大量に失われた水分が、きちんと血管に補給できないと、血流はドロドロに。老廃物も溜まり、血流はどんどん滞ってしまいます。水分の補給と合わせて、腸内環境も改善していきたいですね。

自律神経と腸内環境は相関関係にあるので、規則正しい生活で自律神経のバランスを整えましょう。

そこでおすすめなのは、これまでも再三推奨しているウオーキングや半身浴です。現代人の9割は交感神経が過剰な状態ですが、適度なウオーキングも、半身浴も、共に副交感神経を活性化します。すると腸の活動も活発になり、水分の吸収力も上昇。並行してこまめな水分補給をおこなうことで、血流はアップするのです。

さらに、マグネシウム不足も解消すれば、血流はますますサラサラに！　血管が広がり血液の流れがよくなるほか、善玉コレステロールの増加、血圧の安定、むくみ解消にも役立ちます。

マグネシウムが豊富に含まれているのは、玄米や雑穀、そば、海藻や大豆、魚介類など。これらの食品には食物繊維が豊富なものも多いので、腸内環境も改善できて一石二鳥です。

中高年になるとマグネシウムの吸収力自体が落ちてきますので、より意識的に摂取してくださいね。

カルテ㉗

いい糖質、悪い糖質

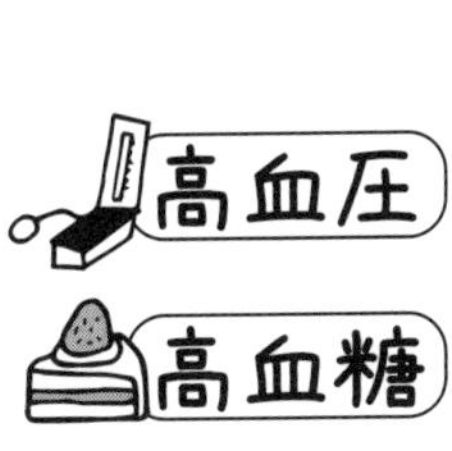

最近、糖質の摂りすぎは健康によくないとする「糖質制限」が話題になっています。これは、糖質を摂りすぎると血糖値が急上昇し、肥満や糖尿病を発症しやすくなるため。この糖質制限がダイエット方法としてブームにもなり、このごろの糖質はすっかり悪者に……。そんななか「血糖値に影響しない糖」として歓迎されてきたのが、果糖です。

果糖は読んで字のごとく、主に果物などに含まれる糖分。ブドウ糖と違い、果糖のほとんどは肝臓で直接代謝されるのが特徴。そのため、食べても血糖値が上昇しないのです。さらにブドウ糖より甘みが強く、カロリーも低いことから、肥満を防ぎ、健康にいいといわれてきました。

ところが、最近この説に「待った」がかかりました。果糖も摂りすぎると、余った糖が脂肪として肝臓に蓄積され、中性脂肪の増加を招くことがわかってきたのです。

ヒトは血糖値の上昇によって脳の満腹中枢が刺激されるものですが、果糖は血糖値に影響しないので、知らぬ間に食べすぎてしまう傾向も。いつの間にか、中性脂肪が溜まっていた、ということになりかねないのです。

中性脂肪が増加すれば、当然、血流はドロドロに！　動脈硬化が進行しやすくなりますので、果糖の摂りすぎには気をつけたいですね。

とはいえ、果物を適量（1日200グラム程度）食べる分には、健康にとってはむしろいいことだらけです。果物には繊維質が豊富なので、果糖はゆっくり吸収されますし、ビタミンやミネラルなどもたっぷり。

問題は、主にトウモロコシから人工的に作られた「果糖ブドウ糖液糖（異性化糖）」。甘みが強く安価で作れることから、ジュースやお菓子に多用されていますが、こちらは大量の果糖を一気に摂取してしまう恐れがあるのです！

では、カロリーゼロのダイエット飲料などはどうでしょう？

米パデュー大学の研究チームは「ダイエット飲料に使われる人工甘味料が、血糖値や血圧を調節するホルモンの分泌を狂わせる可能性がある」と発表しており、健康への影響が懸念されています。

疲れたときには甘いものが恋しくなるものですが、甘いジュースやお菓子に手を伸ばすのも、ほどほどに！「カロリーオフ」と書いてあっても、やはり、摂りすぎはよくありませんね。

甘いものが欲しくなったら、ジュースの代わりには温かいココアを。カカオポリフェノールの抗酸化作用は血管を若々しく保ちます。

また、コンビニのお菓子の代わりには、手作りスイーツを。たとえば、さつまいもを使ったお菓子なら、食物繊維が腸内環境を整えて、血流はサラサラになります。果物を使った寒天なども、やはり食物繊維が豊富です。

糖質制限といっても、甘いものをすべて我慢すればストレスのもと。上手に切り替えて、おいしく楽しく、血流をサラサラにしましょう。

カルテ㉘

脳卒中を遠ざける「いんげん豆」は「最高の食物繊維」

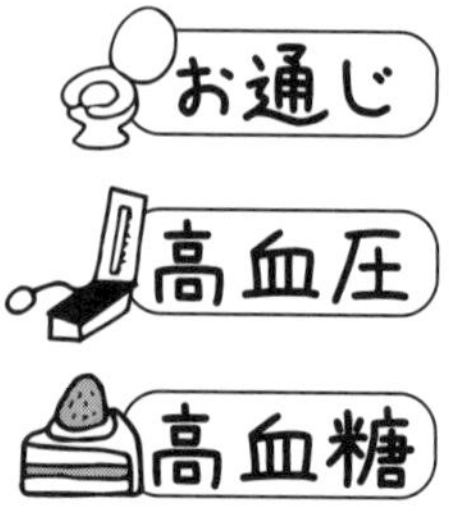

日本人間ドック学会と健康保険組合連合会が、健康診断の新基準案を発表しました（2014年4月）。

新基準案では、血圧が130から147、悪玉コレステロールが119から183（※45～64歳女性の場合）など、多くの項目で上限が大幅に緩和され、話題を呼びました。

ところが、女性の中性脂肪値は、むしろ基準が厳しくなったことをご存じでしたか？男性は従来の149ミリグラム／デシリットル（男女共通）から198へと上限が上がっているのですが、女性は134へと、むしろ厳しくなっています。

そもそも中性脂肪が悪者扱いされる理由は、増えすぎると動脈硬化のリスクが高まるため。コレステロール値さえ正常なら、中性脂肪値が高くても問題ないとされていた時期もありましたが、**むしろ日本人で心筋梗塞を発症するのは中性脂肪値に問題があるケースが多いといわれています。いままで以上に、中性脂肪には気をつけたいですね。**

そして、コレステロールは生活習慣だけで下げることが難しいのに対し、中性脂肪は生活習慣こそがモノをいうところも特徴。ライフスタイルと健康に直結しているのが、中性脂肪といえるでしょう。

アメリカの心臓協会が発表した報告書にも、中性脂肪を下げる9つの項目がまとめられていました。

その内容とは、減量や、1日の砂糖による摂取カロリーの抑制（女性は100キロカロリー以下）、果糖の摂取量の制限（100グラム以下）などですが、腸の専門家でもある私が注目したいのは、食物繊維。

摂取カロリー1千キロカロリーに対し、食物繊維10グラムを摂ると中性脂肪が減るとされ、さらに20グラムに増やせば、中性脂肪は8％も低くなるとか！

現行の基準値149スレスレという方も、8％減少すれば、およそ137と新基準に近い数値に。成人女性の1日の平均摂取カロリーは2千キロカロリー程度なので、1日20〜40グラムの食物繊維をとることが、おすすめです。

日本人の1日の平均食物繊維摂取量は15グラムですので、まずはプラス10グラムが目標。食物繊維は野菜、海藻、豆類に豊富ですが、ごぼう１／２本＋さつまいも３／４本で、食物繊維10グラムに相当します。

また、食物繊維は中性脂肪だけでなく、血糖値や血圧の抑制にもつながるため、心臓病や脳卒中の予防にも効果的。

ハーバード公衆衛生大学院の研究では、食物繊維を多く摂っている人は、そうでない人に比べ心臓病による死亡率が25％も低下することが明らかに。中国・青島大学は、食物繊維の豊富な野菜を１日200グラム摂ることで、脳卒中の発症リスクが11％も下がると発表しています。

さらに食物繊維をプラスするなら、いんげん豆を！　ごぼうの2倍、さつまいもの3倍もの食物繊維が含まれており、その量なんと、ゆでいんげん100グラム（10本）あたり約13グラム。サラサラ血流と丈夫な血管のために、食卓にいんげん豆はいかがでしょう。

カルテ㉙

体を傷つけない お酒の飲み方がある

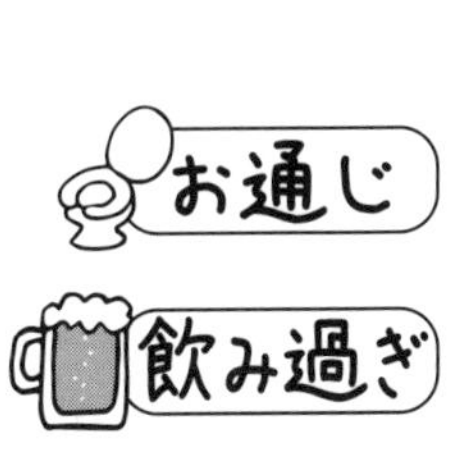

寝付けない夜やストレスを感じるときに、心身をほぐしてくれるお酒。大人だけに許された特権ですが、やはり飲みすぎないことが肝要です。

適量の飲酒は気分をリラックスさせ、副交感神経の働きを活性化させるので血管を拡張、血流もよくなるため、気分がほぐれ疲れもとれやすくなるのですが、飲みすぎは逆効果！かえって血流を悪くしてしまうのです。

アルコールが体内に入ると肝臓で分解されるのは皆さんご存じのとおりですが、そのとき、水分が消費されます。アルコールをとりすぎると体内の水分が多量に失われ、体は脱水症状に陥ってしまうのです。

それだけではなく、アルコールは尿量を調節している脳の「抗利尿ホルモン」の働きも抑制してしまうので、利尿作用も促進。「お酒を飲むと、お手洗いが近くなってしまう」という方も多いのではないでしょうか。

つまり、飲めば飲むほど脱水は輪をかけて進み、血液はドロドロになってしまうのです。血液から水分が奪われるだけでなく、血管も収縮。アルコールは一種の興奮剤のため、交感神経を刺激し続けることが原因です。

アルコールが分解しきれず体内に長時間残ると、血管は収縮し続けることに……。脱水と、血管収縮のダブルパンチによって、血流はますます悪くなるのです。

深酒をした翌日、全身がだるかったり、頭がズキズキするというのは、どちらも脳や末梢の血管への、血流不足が原因なのです。

さらに、アルコールは腸をも攻撃し、炎症を起こします。

腸が炎症を起こせば消化吸収力も悪くなり、腸内悪玉菌も増加。飲みすぎた翌日、お腹を下してしまうのは、こうした腸内環境の悪化が影響しています。また、悪玉菌は硫化水素などの毒素を排出するので、血液の質そのものも下がります。

脱水と悪玉菌によってドロドロに汚れた血液が、血管のなかを無理やり通ると、やがて血管内皮は傷ついてしまいます。すると今度は、傷を修復しようとしてそこに血栓ができやすくなってしまうのです。要するにカサブタなのですが、これによって、ますます血流は悪くなることに……。

血栓は、脳梗塞や心筋梗塞の原因にもなるため、飲みすぎは命の危険にもつながります。

それでは、お酒で健康を損なわないためには、どうしたらいいでしょう？

私は常々、お酒を1杯飲んだら、同量の水を飲むことをおすすめしています。

脱水を予防することはもちろん、お水を飲むと、二日酔いのつらい症状である吐き気を抑えることにも役立つからです。

深酒によって副交感神経が極端に低下すると、腸の機能が麻痺して吐き気をもよおしますが、水を飲むことで腸が刺激され、麻痺を予防するのです。

そして、もし深酒をしてしまったら、お風呂にはなるべく入らないこと。汗をかくことで脱水が進んでしまうので血流が悪くなり、心筋梗塞を引き起こしてしまいます。どうしてもお風呂に入りたければ、最低でも500ccの水を飲んでから。その翌朝は、寝起きにさらに水を1杯。腸の動きを活性化させましょう。

飲みすぎは健康を損ないますが、お酒は疲れを癒してくれる大切な存在でもあります。上手に水分補給をすることで、大人の特権を楽しみましょう！

チョコレートは 最強の血流アップ食材

みんな大好きなチョコレートですが、実は軍隊食になったこともある「完全栄養食」。試合中の栄養補給にチョコレートを食べるアスリートも、少なくありません。

カカオには、さまざまな血流アップ効果があり、カカオポリフェノールの抗酸化作用は血管を丈夫にし、動脈硬化を予防します。また、カカオバターに含まれるオレイン酸が、コレステロールを抑制。成人病予防に期待がもてるのです。

現代人に不足しがちなミネラルもたっぷり。血流を改善するマグネシウムや、不足すると貧血や免疫機能を下げてしまう亜鉛なども、チョコレートには含まれています。食物繊維も豊富なので、腸内環境が整うことで、きれいな血液が全身を巡ります。

さらに、テオブロミンという神経を鎮静化させる成分もあるので、イライラも解消。リラックスすると副交感神経が活性化され、血流も安定します。

食べすぎさえしなければ、スイーツは血流の強い味方。かくいう私も、大好きです。

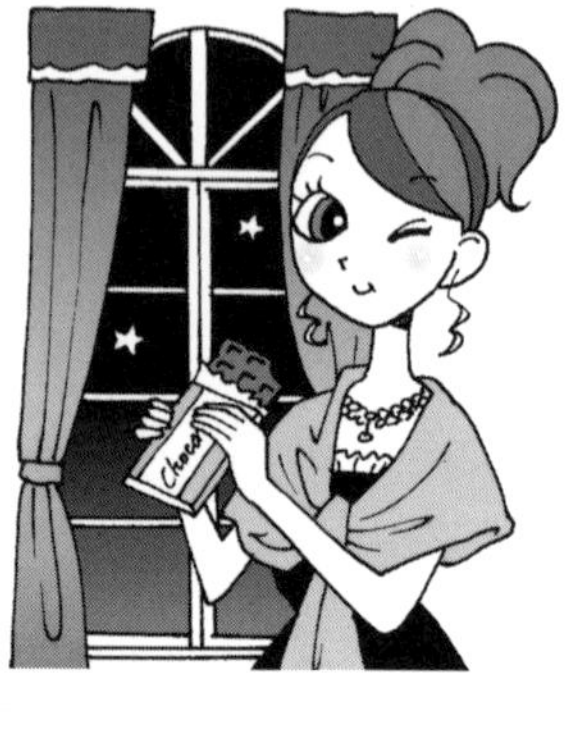

第4章

気分をあげる　5つを「流す」

カルテ㉚

勝負服は〝勝負に負ける服〟

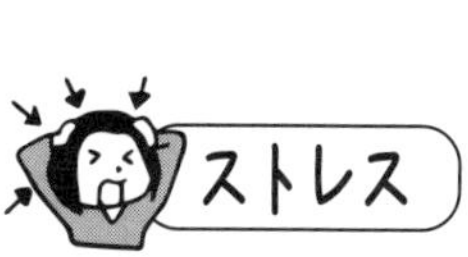

「ここぞ」というときに、あなたは何色の服を着ますか？

勝負服には、赤が選ばれることも少なくないようです。赤は人間が目に見える光の中でもっとも長く、脈拍や血圧、体温を上げ「やる気」モードにするといわれています。

しかし、本当に結果を出したいときは必ずしも赤がいいとは限らないのです。

これは、ある女子プロゴルファーのお話です。

スポーツのプレー中、集中すべき場面でプレッシャーのため極度に緊張することを「イップス」といいますが、あるとき彼女はこの「イップス」に悩まされるようになってしまいました。

聞けば、「ドライバーショットだけがどうしても打てない」ということ。見てみると、彼女は赤が好きで、ドライバーのシャフト（ゴルフクラブの柄の部分）を赤く塗り替えていました。

そこでシャフトを黒に変えてみたところ、たちまちフォームが安定して、ナイス・ショットを連打するように！

これは、赤色が持つ興奮作用が原因だったというだけではありません。彼女は好きな色をドライバーに使ったことで、無意識にそこに目がいき、気が散っていたのです。

実際に、赤いドライバーを使ったときの彼女の自律神経バランスを測定したところ、交感神経が過剰に興奮。すると血管が収縮し呼吸も浅くなるため、緊張状態に陥り、思うようなプレーができなくなっていたのです。

逆に、「好きでも嫌いでもない」黒に変えたところ、自律神経が安定。末梢の血管も開き、血流が全身のすみずみまで行き渡り、能力が最大限引き出されました。

実は、心身のパフォーマンスを上げるためには、やる気よりも平常心が重要です。興奮したり不安になると、思うような結果を得にくいことは、皆さんもお気づきでしょう。

このとき、交感神経は過剰に働き、全身の血流は悪くなっているのです。脳に酸素も行き届かず、判断力も低下。「何にもとらわれない」状態こそが、あなたの才能や魅力がもっとも輝くのです！

人気のヒーリングミュージックでも同じことが言えます。「平常心」を表す、脳のアルファ波を優位にさせる癒し系音楽は、その多くが川のせせらぎや海のさざ波など、自然の音。

悪く言えば「印象に残らない」音ばかりですが、これが自律神経を整え、血流を安定させているのです。メトロノームも、同様ですね。

よくも悪くも、何かほかのことを意識してしまうと、集中力は削がれてしまうもの。勝負事がある日は、あえて自分がまったく意識していない色やデザインの、バッグや洋服を身につけてみてはいかがでしょう。あなた本来の魅力が輝く、きっかけになるかもしれません。

カルテ㉛

アーチ睡眠で副交感神経を活性化

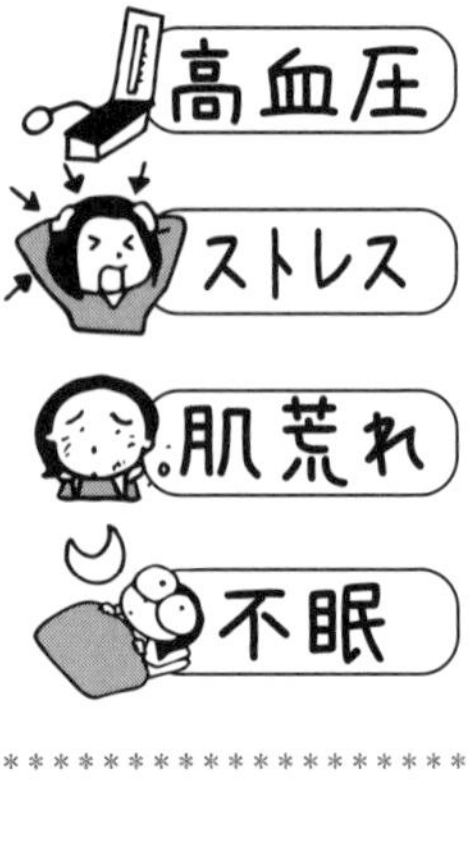

厚生労働省によれば、現在、成人の5人に1人が「睡眠障害」を抱えているとされています。睡眠障害とは眠りになんらかの問題があることで、寝付きが悪い、眠りが浅い、眠っても眠ってもだるいなど「熟睡できない」という症状がほとんどです。あなたも、思い当たるフシがありませんか？

私はこの熟睡できていない状態を**「緊張型睡眠」**と呼んでいますが、これは交感神経が暴走し続けることで起こります。心身が興奮したままなので、眠りが浅く、そのため、翌日も疲れが残ることに。プチうつは、睡眠不足によるイライラから引き起こされている場合もあるんですよ。

緊張型睡眠では、血管も収縮してしまうので、頭も働きません。

睡眠不足だと何をやっても能率が悪くなりますが、これは血流不足により脳の働きが低下しているためです。当然、お肌のハリも失っているので、お化粧ノリもいまいちです。

さらに厚生労働省では「十分な睡眠がとれないと、高血圧や心臓病、脳卒中など生活習慣病のリスクが上昇する」という警鐘も鳴らしています。それほど、緊張型睡眠は健康によくないのです。

いっぽう、質のいい**「リラクゼーション型睡眠」**は、副交感神経が活発に働くので、血液中のリンパ球も増え免疫力がアップ。腸も元気に働くので、新鮮な血液が全身に行きわたり、エネルギーがチャージされます。

また、良質な睡眠は記憶力を高め、心も安定させるといわれています。多少睡眠時間が短くても、目覚めが爽快！　という場合は、このリラクゼーション型睡眠がとれているといえるでしょう。

では、どうやったらリラクゼーション型睡眠を得られるでしょう?

まず重要なのは、いかに「メラトニン」を分泌するかどうかです。これは40ページにもあるとおり、眠りを誘うホルモンで、「セロトニン」という脳内物質から作られます。セロトニンを作るのにいちばん簡単な方法は、1日30分程度のウオーキング。昼間しっかり歩いておけば、夜にはメラトニンがたっぷり分泌されます。

そして、おやすみ前は自分で意識して、交感神経を鎮め、副交感神経を活性化させること。あお向けになって、首、腰、膝の裏と床の間に自然なアーチができるような姿勢をとりましょう。太い血管や副交感神経が通っている、これらの部位の姿勢を正すことで、血流がよくなり疲れがとれ、副交感神経も活性化されます。

あお向けになってもアーチが描けず、床と体がべたっとついてしまうようなら、体が歪んでいる証し。そんなときは首、腰、膝裏それぞれに、丸めたタオルなどを入れると楽になり、姿勢も正されます。

反対に、パソコンやケータイは交感神経を刺激してしまいます。長電話も精神を興奮させ、交感神経を刺激するので、あまりおすすめできません。

眠る前は、できるだけ静かな環境に身を置くことも、リラクゼーション型睡眠を得やすくするポイントです。

カルテ㉜

脳を鍛える「あくびエクササイズ」

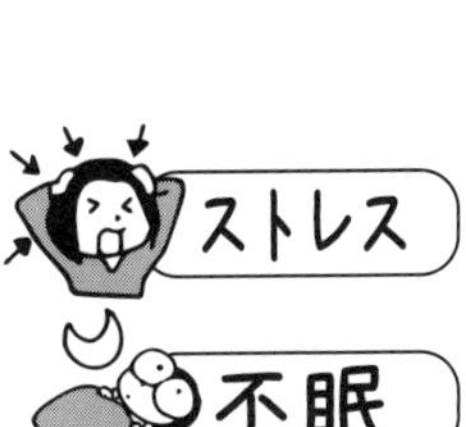

眠いときや退屈なときに、ついつい出てしまうあくび。しかも、家族や仕事仲間があくびをすると、自分にも伝染してしまう……なんてことはありませんか？

もしかするとそれは、相手と自分の仲のよさを示すサインかもしれません。

イタリアのピサ大学などの研究チームの調査によって、あくびは親しい間柄の人同士ほど、伝染しやすいことが明らかになりました。

同じ場所であくびをしても、全員に同じように伝染するわけではなく、親族、友人、知人、他人の順に伝染しやすいのだとか。さらに、恋人があくびをすると、あくびを返す率が高かったというのです。

研究では、脳の感情を司る部分と、あくびの伝染に関わる部分が重なっているとのこと。

夫婦間であくびが伝染するかどうかが、愛情のバロメーターになるかもしれません。

実は、あくびの指令を出す脳の室傍核《しつぼうかく》はとても原始的な部分です。

教わったわけでもないのに、腕を伸ばして口を開けて……と、誰もが同じポーズであくびをするのも、もはや遺伝子に刻み込まれた記憶だからなのでしょう。

では、なぜ私たちはあくびをするのでしょうか？

それは、眠いとき、疲れたときに体をリフレッシュさせるため。

脳の働きが鈍くなってくると、あくびによって自然と空気をたくさん吸い込んで、脳に酸素をより多く補給するのです。

おもいっきりあくびをするときに腕を大きく伸ばすのは、肺を広げて呼吸効率をアップさせるため。血中の酸素濃度が上がることで、脳だけではなく、全身の倦怠感も改善します。

また、深い呼吸は副交感神経の働きも活発に。

これによって血圧と脈拍が安定するので、リラックス効果もあるのです。

極端に緊張するとあくびが出るという方もいるでしょうが、これは、体が自然と、自分を落ち着かせようとしているのです。

脳を目覚めさせる働きもあります。

あくびが出やすいのは、脳が覚醒と睡眠の境界から、覚醒に向かうとき。実際にあくびが出た後の脳波を測定すると、覚醒時を表すベータ波が出ていることがわかっています。

これは、大きく口を開けることで、上下の顎の骨の間にある咬筋《こうきん》が引き伸ばされるためです。

咬筋の中には筋紡錘《きんぼうすい》という受容器があり、筋肉の伸縮状態をキャッチ。その信号を脳に送ることで、脳が刺激を受けて覚醒へと向かうのです。

退屈な会議のときにあくびが止まらないのは、やる気がないのではなく、むしろ「起きなければ！」と頑張っている証しなんですね。

より多くの酸素を血流に取り込み、脳を覚醒させるためにも、口は大きく開け、腕もうんと伸ばすことが、体をリフレッシュさせるあくびのコツ。

職場や家庭で誰かがあくびをしていたら、叱るよりも「頑張っているな」と褒めてあげましょう。あくびはかみ殺すよりも積極的にすることで、疲れや眠気が解消されます。

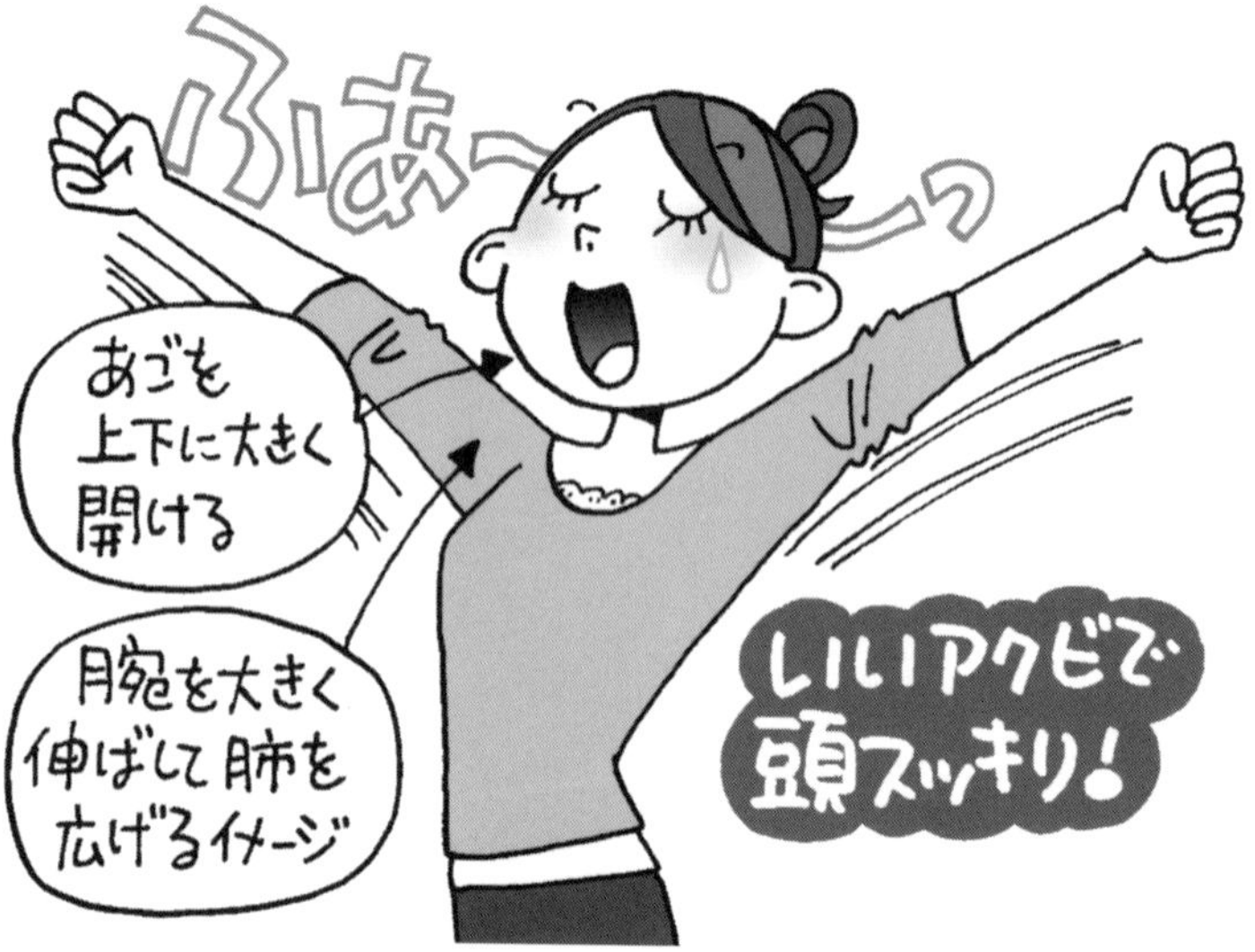
ふあ〜〜っ
あごを上下に大きく開ける
腕を大きく伸ばして肺を広げるイメージ
いいアクビで頭スッキリ！

カルテ㉝

気分があがるメトロノーム

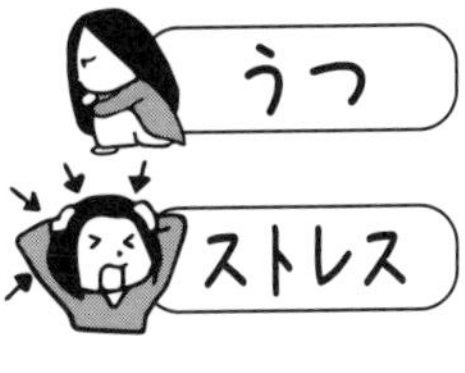

「歌は世につれ、世は歌につれ」といいますが、音楽は、血流を支配する自律神経にも大きな影響を与えます。

全身の血流や呼吸、内臓の働きを支配している自律神経ですが、その司令塔は脳の視床下部。音楽を構成するリズムやビートは、その視床下部を通じて、自律神経に働きかけるといわれています。

たとえば、運動会で流れるような勇ましい曲には、気分を高揚させる効果があります。これは交感神経を刺激し、体をアクティブな状態にしているのではないか、と考えられます。反対に、ゆったりした曲を聴くと気持ちが落ち着くものです。

では、自律神経のバランスを整えるために、おすすめの音楽とはなんでしょう?

意外に思われるかもしれませんが、答えはロック・ミュージック。アルファ波の出るヒーリングミュージックより、ロックのビート、つまり規則的なリズムが、自律神経を安定させるのにはとても役立ちます。

私たちがおこなった実験では、スポーツ選手たちに「ロック」「アルファ波の出る曲」「好きな曲」を聴いてもらったところ、ロックがいちばん、自律神経を安定させることが明らかになりました。

ですから、焦ったりパニックに陥ったときは、癒し系音楽よりもビートが効いたロックを聴いたほうが、落ち着きを取り戻せるでしょう。

ただし、うつ状態のときは無理に明るく激しい曲を聴く必要はありません。気分がふさぎこんでいるときは、交感神経、副交感神経の働きが、共に下がっている状態。気力を失った人に「もっと頑張れ！」とハッパをかけてもかえってストレスになるのと同じで、元気は取り戻せません。

こんなときは、気分と同調する暗い音楽をかけましょう。バラードや悲しい曲調のものでも、リズムが一定ならなおいいですね。いずれ自然とアップテンポの曲が聴きたくなってくるもので、そのときには、自律神経のトータルパワーも、回復傾向にあるといえるでしょう。

では、お気に入りの曲は役に立たないのでしょうか？

そんなことはありません。音楽とは不思議なもので、お気に入りの曲を何十回でも聴きたいときもあれば、ちっとも聴きたくないときもありますよね。実はこれが、自律神経バランスの評価軸になるのです。

誰しも、1曲や2曲、青春の思い出ソングがあるものです。何年たっても、その曲を聴けば青春時代のみずみずしい思い出が甦り「あのころは楽しかったなあ」と懐かしめるなら、自律神経は安定しているといえます。

反対に「あんなに好きな曲だったのに、ちっともよくない」という場合は要注意。過去が受け入れられない、というのはそれだけあなたにストレスが溜まっている証しです。交感神経が過剰なのか、はたまた副交感神経が過剰なのかはそのときどきですが、自律神経の働きは、乱れているといえるでしょう。

とくに、副交感神経の働きが衰える40代以降の方なら、週に1回ぐらいは思い出ソングを聴いて、自分のコンディションをチェックしてみることをおすすめします。

ちなみに、音楽とはいえませんが、実はもっとも自律神経を高めるのは、メトロノームです。このうえなく規則正しいリズムが、自律神経バランスを整え集中力を高めます。

カルテ㉞

うつを解消する「家でゴロゴロ」

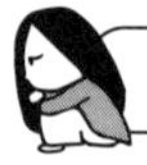

うつ

メンタルは血流にどんな影響を与えるのでしょう。

ひとつは、イライラや不安感が強い「パニック」タイプ。過剰なストレスが、交感神経を暴走させてしまうことが原因です。これによって血管は収縮、心拍数も上昇。動悸や息苦しさも引き起こします。

もういっぽうは、無気力で厭世感《えんせいかん》に苛《さいな》まれる「うつ」タイプ。こちらはストレスが続いた結果、交感神経と副交感神経の両方が衰えてしまい、すべてのやる気が失われます。血管の拡張・収縮がうまく機能せず、全身の血液循環量も少なくなります。

さて、ここで注目したいのは、両タイプとも副交感神経の働きが下がっている点です。副交感神経には血管を拡張させ、血流をよくする働きがありますが、血液中のリンパ球の活性とも関与しています。副交感神経の働きが衰えると、この活性が低下。免疫機能とも関係しているので、活性が下がると抵抗力も弱まり、感染症にかかりやすくなってしまいます。

「病いは気から」とはよく言ったもの。メンタルの不調は、体の不調と密接なつながりがあるのです。

こんなときは、自分から体を動かして血流を上げていきましょう。

外出がいちばんですが、どうせなら、夕食の買い出しよりも新しい洋服を探しにいくなど、気分を変えて自分をワクワクさせるような買い物をするのもいいでしょう。運動がてら、沈んだ気持ちも高揚します。

外出する元気もなければ、ゴロゴロするのもOKです。でも「一日を無駄にしてしまった」と後で落ち込まないように、買ったままになっていた本を読むなど、家でもできることで、自分に達成感を得られるようにしましょう。元気が出たら、部屋の片づけをして、うっ血を解消!

日本人の多くは、ついつい頑張りすぎてしまうのですが、これがストレスのもとになることも少なくありません。休みの日、気分が乗らないときなどは、無理に何かをしようとせずに、ときには余裕をもってゆっくり生活することも、副交感神経の働きを下げないためには重要です。

そしてもし、腹が立つことがあっても、怒鳴り散らさず受け流してしまいましょう。カッとなることを「頭に血が上った」といいますが、実際は真逆。このとき血管は収縮し、脳に血液は届いていません。この状態で何をしても事態は悪化するだけなので、怒りに任せて行動するのは、やめましょう。

国民病ともいわれる「うつ」は、真面目な人に多い病気です。心も体も、あまり張り詰めすぎないでくださいね。

カルテ㉟

コーヒーで腸から快感物質を出そう

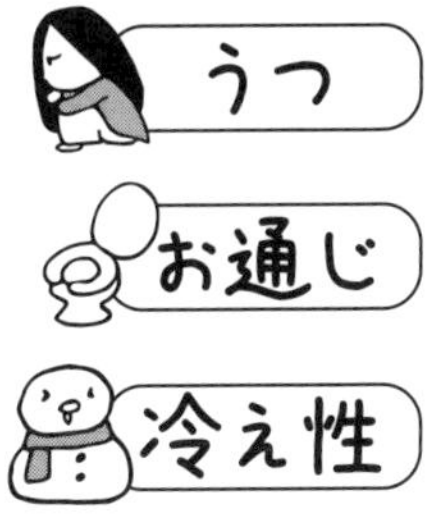

冷えは健康の大敵ですが、腸にとっても同様です。

うつや幸福感に関わる、セロトニンやドーパミンなどの快感物質は、実はその95%が腸粘膜からの分泌。脳内の分泌量はわずか数%にすぎません。

しかし、冷えによって血流が滞ると、腸は機能不全に陥り、快感物質の分泌量も低下。イライラや不安感、無気力を引き起こします。アメリカの研究者が'84年に「冬季うつ」という病気を発表しましたが、私は寒さによる腸の冷えにも一因があると思います。

腸の冷えは、便秘の原因にもなりえます。血行不良や蠕動運動の低下を招き、腸内の悪玉菌が増えてしまうのです。

腸内環境が悪いと交感神経が過剰に働くので、イライラもさらに加速。こうなると全身の血流が悪くなるので、疲れや倦怠感がさらに増し、悪循環に陥ってしまいます。

では、腸の冷えと、そこからくる不調を改善するにはどうしたらいいでしょう？

私がおすすめしたいのは、1杯のホットコーヒーです。

コーヒーには血管を拡張させる作用や抗酸化作用など、血流にいい効果がすでに多数知られていますが、アメリカ・ハーバード大学の研究によって、セロトニンやドーパミンの分泌量も増やし、抗うつ効果もあることがわかったのです。

同大の先行調査では、コーヒー飲用者にうつ病患者が少ないことが明らかになっていましたが、さらなる研究によって、**1日にコーヒーを2〜4杯飲む成人は、男女共に自殺リスクが半減したと報告されています。**

ホットコーヒーなら冷えた腸を温めることもできて、一石二鳥！

さらにコーヒーは大腸の蠕動運動も刺激するので、便秘解消にも期待が持てます。腸内環境が整えば、全身の血流も改善します。

ただし、むやみに飲めばいいわけではなさそうです。フィンランドの調査では、1日にコーヒーを8〜9杯飲む人は、自殺リスクが増加することが示されています。そのほか、コーヒーと自殺リスクの研究はほうぼうでおこなわれていますが、総じて1日2〜4杯が適正のよう。

また、コーヒー好きの方のなかには、愛煙家も少なくありませんが、この組み合わせはおすすめできません。たばこそのものが健康によくないことはもちろん、コーヒーに含まれるカフェインが胃液分泌を活発にする作用があるいっぽうで、たばこには胃粘膜の血流を悪くさせる働きがあるため、コーヒーを飲みながらたばこを吸うと、胃粘膜が弱っているところに胃液が大量に分泌されることに。たちまち、胃が荒れてしまいます。

寒い冬はもちろん、ついつい冷たいものをとりすぎる夏も、思いのほか腸は冷えているものです。「なんだか気分が滅入ってきたな」というときには、１杯のホットコーヒーで、腸の中から気分転換しましょう。

カルテ㊱

よく眠れる「セルエクササイズ」

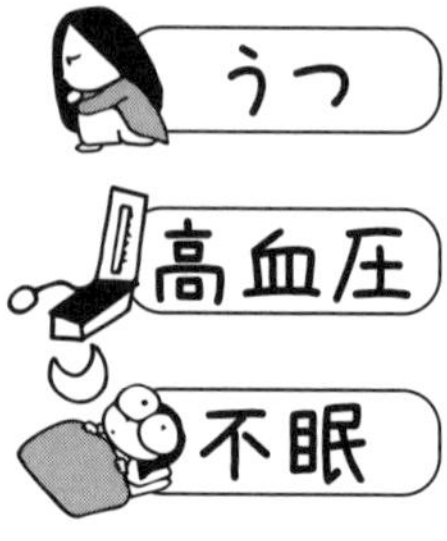

　多くの成人が睡眠障害を抱えていることについては132ページで触れたとおりですが、とくに中高年の不眠症は深刻です。

'13年の厚生労働省研究班の発表によると、年齢が上がるとともに睡眠薬の服用率もアップしていることがわかりました。

もっとも多いのは65歳以上の女性で、なんと6人に1人が服用。一日の服用量では40～45歳の男性が最も多いのですが、次いで、45～50歳の女性という結果になりました。

　不眠症とは、眠りたいのに眠れない状態が1カ月以上続き、倦怠感や集中力の欠如など心身の機能が低下することを指しています。動脈硬化など生活習慣病の発症リスクも上昇するので、あなどってはいけません。

そもそも私たちが夜眠るのは、体を休めて日中の活動で傷ついた細胞や機能を修復するため。成長ホルモンが分泌されるのも、夜間の睡眠中です。

同様に、傷んだ血管壁も睡眠中に修復されるのですが、眠りが足りないとその修復が遅れるため、動脈硬化を引き起こす要因に。また、睡眠中はリラックスを司る副交感神経が優位になり、血圧も日中より低くなるものですが、不眠が続くと血圧が下がらないため、高血圧になりやすいのです。

睡眠の質を上げるのも副交感神経の働き次第なのですが、加齢によって副交感神経の働きは衰えてしまうため、睡眠薬の服用率が中高年で高くなるのでしょう。

しかし、日本で長く使われているベンゾジアゼピン系という睡眠薬については、最近、依存や副作用が問題視されています。

睡眠薬は、不眠症によって低下した心身の機能を取り戻すための踏み台として、短期間服用するぶんには頼もしい味方なのですが、長期間服用すると「お薬なしでは眠れない」状態になることも。3カ月間服用しても快方に向かわなければ、不眠治療の専門医を受診したほうがいいでしょう。

ベッドに入ってもなかなか寝付けず、何度も寝返りを繰り返してしまう……そんなときは、自分でできる快眠エクササイズも、お試しください。

まずはあおむけで、ゆっくりと息を吸いながら、「前へならえ」をするように腕を高く突き上げます。単に腕を伸ばすだけでなく、肩甲骨を左右に開くようにおこなうことがポイント。

次に、腕の力を一気に抜き、フッと息を吐きながら、両腕を重力にまかせてストンと胸に落とします。肘が床に当たらないよう注意して、これを5回繰り返しましょう。

緊張状態から一気に脱力させる動きで、ふだんなかなか動かさない肩甲骨周りの筋群のこりを緩和。血流とともに副交感神経の働きがアップし、リラックス効果が得られます。ただでさえ眠りが浅くなりがちな中高年の方は、より一層、快適な睡眠を心がけたいですね。

快眠エクササイズ
②
①
腕を上げる際には肩甲骨を左右に開き、反対に腕をおろす際には肩甲骨を中央にぐいっと寄せるイメージで!
①腕を上げる
②おろす
ストン

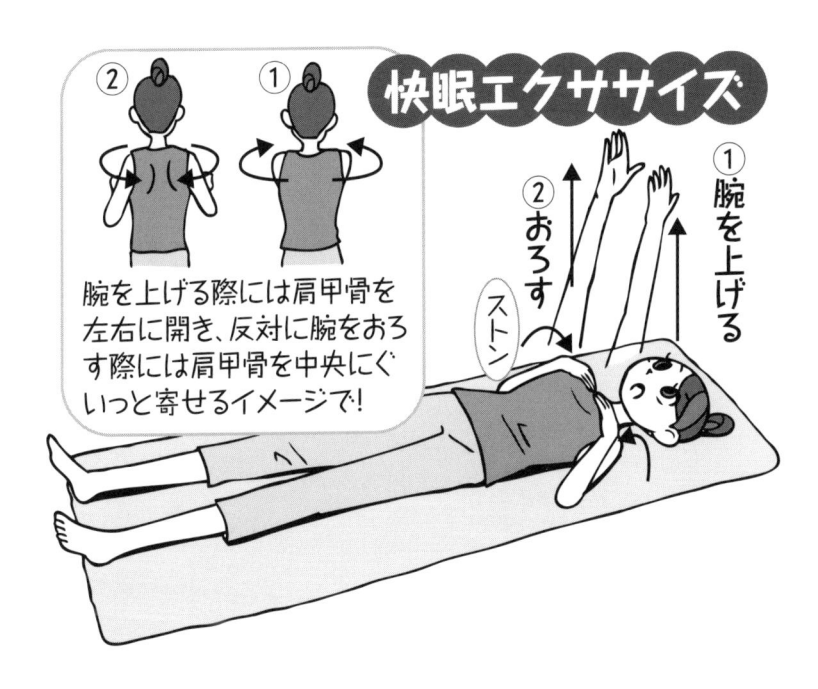

カルテ㊲

腸が幸せでうつが治る

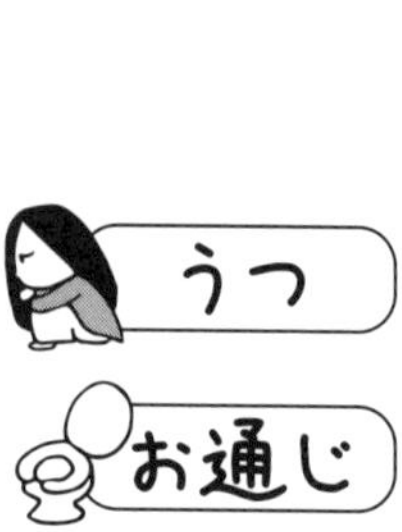

便秘が続くと、心身ともにすっきりしないものですが、もしかすると、ひどい便秘はうつ病の発症リスクになるかもしれません。

これは、あくまで仮説ではありますが、私が便秘外来で患者様と接するなかで得た発見です。皆さん、「気にしすぎ」といえるほど繊細で、便秘についても「毎日出さなければいけない」と、なかば強迫観念に苛まれておられます。

そこで「毎日と言わずとも、週に3回も出れば上々ですよ」とお伝えすると、よほど安心されるのか、それだけでお通じを取り戻す方も。

便秘の人には、どうも、うつ病もしくはその予備軍と思えるような方が、決して少なくないのです。

ではなぜ、便秘がうつ症状を引き起こすのか？

ひとつには、やはり腸内環境悪化による血流の乱れがあります。

悪玉菌が増加した腸内で作り出される血液は、腐敗物質や毒素もいっぱい。全身の細胞は栄養不足で、かつ「毒素まみれ」の状態になります。

また、腸内環境が悪いと自律神経も乱れますが、このとき血液中の赤血球も変形。酸素の運搬がうまくいかず、酸素不足に陥るのです。

これでは心身ともに活力は低下。脳の酸素が不足すると、マイナス思考になるともいわれています。

そしてもうひとつ。便秘によって、幸福物質のセロトニンが作られなくなることです。

うつ病の人は、そうでない人に比べて脳内のセロトニンの分泌量が少ないことが知られていますが、このセロトニンの多くが腸壁で作られていることは、カルテ㉟、145ページでお話ししたとおりです。

さらに、腸と脳は自律神経を介して密接につながっていて、腸の状態が悪いと脳内でのセロトニンの分泌もストップ。便秘はいわば腸壁の慢性炎症。当然、腸でセロトニンを作る働きは鈍り、その影響で脳でも同じことが起こります。

つまり、便秘になると、心身ともに栄養も酸素も不足した状態に。さらにセロトニンも

不足、と三重苦になってしまうのです。聞いているだけで、気分が滅入ってしまいそうですね。

改善には、やはり生活の見直しが最重要課題ですが、あわせて1日スプーン2杯のオリーブオイルを、毎日の食事に取り入れるのもおすすめです。

スペインのラス・パルマス・デ・グラン・カナリア大学による、1万2千人を対象にした調査では、オリーブオイルに含まれるオレイン酸や、魚や植物油に含まれる不飽和脂肪酸を多く摂っている人は、うつになりにくい傾向が見られたそうです。

また、油分は潤滑油となって便を出しやすい状態にしてくれるうえ、オリーブオイルには小腸を刺激して、排便を促す作用もあるので、便秘解消にももってこいです。

いっぽうで、同じ油分でもマーガリンやショートニングなどトランス脂肪酸を多く摂取している人は、そうでない人に比べてうつ病発症率が48%も増加したそうです。

最近では食の安全が叫ばれていますが、腸の幸せのために、油にこだわってみるのも、いいかもしれませんね。

カルテ㊳

季節の変わり目の不調を解消する生活リズム

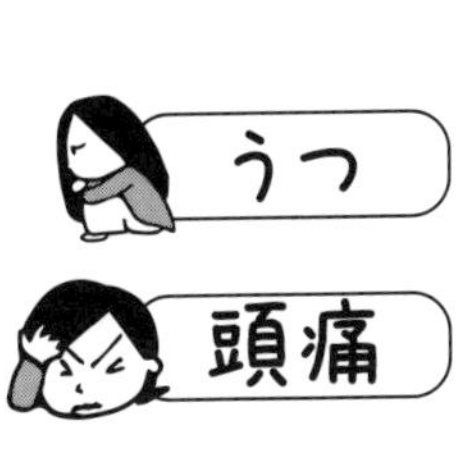

「低気圧だと頭が痛い」「憂鬱になる」――誰もが経験している不快な症状ですが、とくに季節の変わり目は、ひどい頭痛や全身の倦怠感、憂鬱な気持ちに悩まされるものです。

これはいったいなぜでしょう？

原因はふたつあります。

ひとつは、気圧や気温が急激に変化することによって、自律神経のバランスが崩れ生じる血流の悪化。

もうひとつは、低気圧が引き起こす急激な血管の膨張です。地上にいる私たちの体には常に1気圧がかかっていますが、これが意外と重い！　人間の表面積にかかる気圧の重さは16トンもあるのです。

それだけの圧がかかっているのに私たちの体が押しつぶされないのは、体の内側からも同じぐらいの圧力をかけてバランスを保っているから。

ところが、天気が崩れ気圧が低下すると、体の内側からの圧力のほうが高くなってしまうので血管が膨張。頭痛や関節痛などを引き起こしてしまうのです。

季節の変わり目や、悪天候など、気圧や気候が不安定なときほど、より自律神経のバランスを保って血流をスムーズにすることが大切になります。

そこで重要なのが、「どれだけ朝を快適に過ごすか」ということ。

まず、朝はいつもより30分早く起きましょう。とかく慌ただしい朝ですが、余裕のなさは交感神経を過敏にし、血管を収縮させてしまいます。早起きをし、あえてボーッとする時間を作ると、心身に余裕が生まれ、血流もサラサラに。

次に朝食です。細胞の中に存在し、生体リズムを司る時計遺伝子は、毎日スイッチを入れ直さないとどんどんリズムが狂います。休みに入るとすぐに夜型生活になるのは、体内時計が狂ってしまうため。当然、自律神経も乱れ、血流も悪化します。

時計遺伝子のスイッチ・オンには、毎朝朝食を食べることです。しかも、それなりの量を食べることが重要と、最近ではいわれています。ごはん、お味噌汁、のり、焼き魚、卵焼き……旅館の朝食メニューを参考に、なるべく多くの品目をいただいて、遺伝子ごと体を目覚めさせましょう。そのためにも、余裕を持って起きることは大切ですね。

そして、お出かけ時は、なるべく荷物を持たないように！

雨が降っていて傘が必要なときほど、ほかの荷物は極力減らしましょう。私は、梅雨どきに電車通勤をするときは、仕事に必要なデータはすべて職場のパソコンに転送。文庫本と財布のみをポケットに入れて出かけます。

悪天候の満員電車は、ただでさえ湿気だらけ。そこに大荷物で乗り込めば、汗をかく量も増え、不快指数がうなぎ上り。自律神経の働きは衰え、たちまち血流は滞ります。

でも手ぶらなら、かなり身軽に。電車の乗換え時もエスカレーターではなく階段を使う気になれるので、運動不足も解消と、一石二鳥です。

職場や移動先に着替えを用意しておくのもいいですね。汗をかいたらこまめに着替え、不快さを軽減させましょう。

残念ながら、私たちが天候を左右することはできません。意識して体のリズムを整え、不快な要素を取り除くことで、血流も、気分も、停滞させないようにしたいものです。

太らない人は
午後2時に食べる

生活リズムは、私たちが思っている以上に血流と深く関わっています。同じカロリーをとっても、食べる時間によって「太りやすさ」が異なることをご存じですか?

これは、「BMAL1」という時計遺伝子の一種がなせる技。BMAL1には脂肪を溜め込む性質があるのですが、午後2時ごろはもっとも血中濃度が低いため、カロリーが高いおやつはこの時間帯に食べることで、太りにくい体になれるんですよ。

反対に、午後10時～午前2時ごろはBMAL1が血中に大量に放出。同じカロリーでも夜食としていただくと、メタボ街道まっしぐらです!

ダイエットのために、日中は大好きな甘いものを我慢しても、そのストレスから夜中に食べてしまったら……、元も子もありません。

3時のおやつは、理にかなった食習慣だったのです。

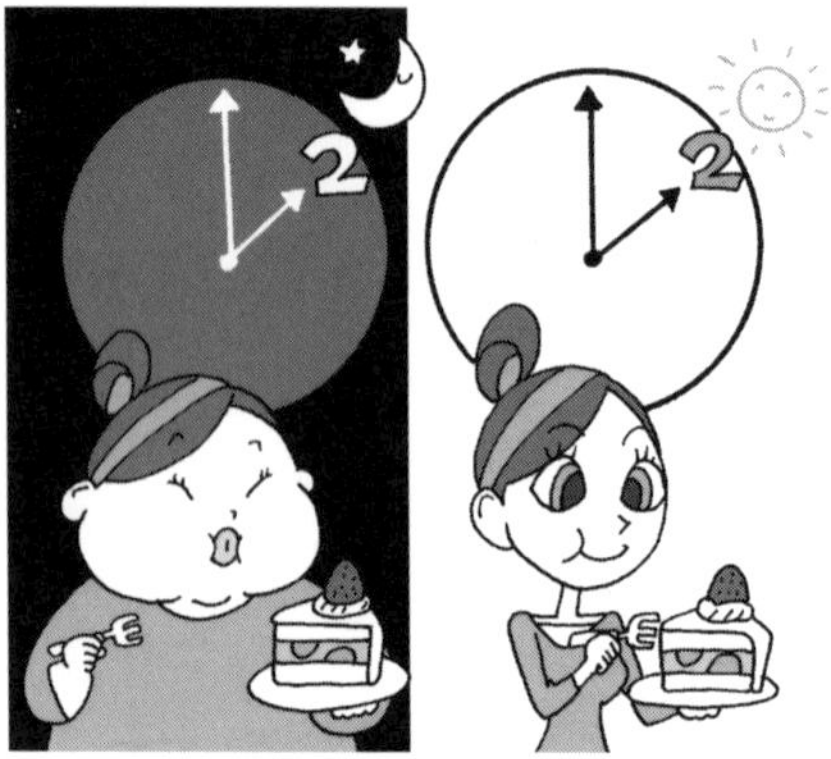

第5章

〝若いまま年をとる〟血流習慣

カルテ㊴

老化を防止する生活習慣⑦

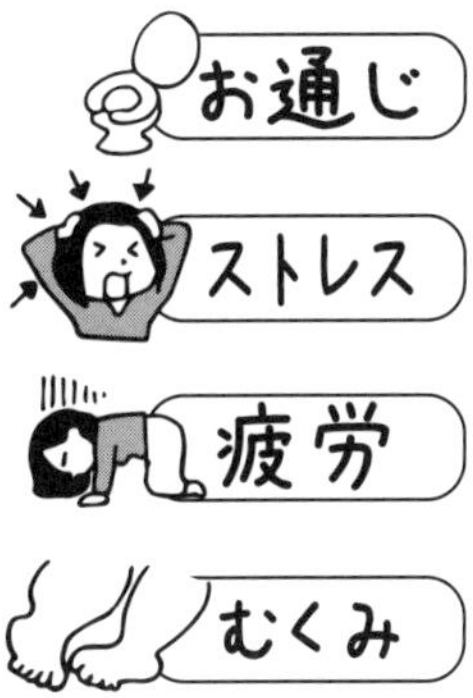

加齢によって衰えていく副交感神経。何もしなければ、その機能は10年間で15％ずつ低下していきます。交感神経が過剰な状態が続けば、血管が収縮し、血管内皮の細胞が傷つくことに。糖尿病や高血圧、高脂血症や血栓など、生活習慣病の発症リスクも高まるなど「老化」が進んでしまうのです。

しかし、日常の心がけで、老化のもとである副交感神経の衰えを防ぐことも可能です。キーワードは「ゆっくり」。さっそく、今日から始めてみましょう。

1つ目は、呼吸はゆっくり、1対2。浅い呼吸は交感神経を刺激させますが、反対に、深呼吸は副交感神経を活性化させ、血管を拡張させます。疲れたな、と思うときほど、5秒かけて鼻から吸い、10秒かけて口から吐くようにしましょう。

2つ目は、焦ったときほど、ゆっくり話し、ゆっくり動くこと。人は興奮すると話し方も早くなってしまいますが、呼吸も浅くなり、相手に緊張感も与えるので逆効果です。クルマの運転でも、焦ったところで短縮できるのは5分かそこら。かえって事故の危険性も高まり、いいことはありません。

3つ目は、朝食に命をかけろ（笑）。血流を司る腸は、刺激を受けて動くという性質を持っています。3食規則正しく食べることは、腸をきちんと動かすためにも大切なことなのです。そのなかでも、重要なのが朝ごはん。朝は副交感神経の働きが鈍いのですが、食事をすると、副交感神経が働きます。体温も上がりますし、胃結腸反射といって、胃に食べ物が入ることで排便力も高まるなど、いいことずくめです。

4つ目は、足裏をもんで血流をアップさせること。足裏は心臓からもっとも遠く、毛細血管が集中しているので血液が対流しやすい場所です。ここをもむことで、末梢の血管が開き、副交感神経も刺激されます。

5つ目は、手の親指に力を入れないこと。人は緊張すると、拳をギュッと握りしめることがありますが、これはむしろ緊張を強めてしまいます。さらに、親指を拳の中に入れて握ると、副交感神経のレベルがより下がるという計測結果も出ています。緊張しているときほど、手のひらは開いておいたほうがいいでしょう。

6つ目は、どんなときでも怒らないこと。これはとても難しいことですが（笑）、怒りでクラッとするのは、血管が収縮し酸欠状態に陥っているからです。このとき、血球が破壊され、血流もドロドロになっていますので、怒りは自分の寿命を縮めるようなもの。怒りの原因を忘れるようにして、「受け流す」ようにしたいもの。

反対に、笑うと副交感神経がアップします。口角を上げるだけでも効果はありますので、老化防止の点では、作り笑いはおおいに結構なことなのです。

そして最後は、ハードな仕事は15時までに終わらせること。交感神経と副交感神経は、一日のなかでそれぞれのバランスが変動しています。アクティブに活動する日中は、交感

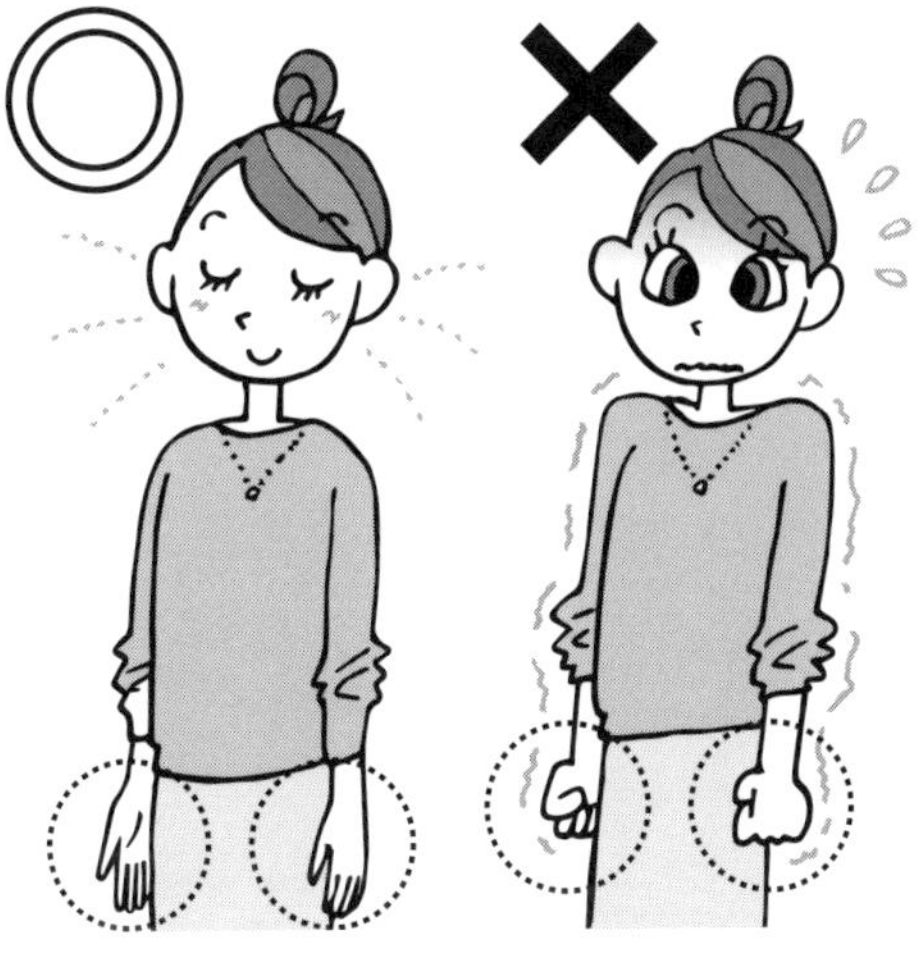

神経が優位に。睡眠に向かう夕方から夜は、副交感神経が優位になっていることが、本来のリズムです。

そのため、頭を使ったり、難しい仕事は交感神経が働いている15時ごろまでに終わらせると効率的。やるべきことが終わっていれば、夕方にむけて思う存分リラックスモードに入れるので、副交感神経も活性化します。

副交感神経は、工夫次第で活性化できるものです。上手にコントロールして、健康的な生活をプロデュースしましょう。

カルテ㊵

若返り唾液腺ホルモン「パロチン」を出す方法

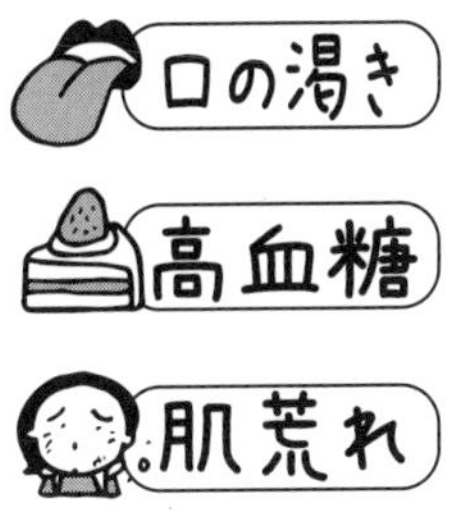

よく噛んで食べると、若返り効果もあることをご存じですか？

これは、唾液に含まれる唾液ホルモン「パロチン」のおかげ。天然の美容薬として、さまざまな効果を発揮します。

まずは、血流アップにともなう美容効果や健康効果。

パロチンは骨髄などに代表される造血組織の発育や毛細血管の新生を助けるため、造血機能が高まり、毛細血管も丈夫になります。新陳代謝も活発になり、お肌や髪の毛を若々しく保ちます。

また、唾液とともに飲み込まれたパロチンは、胃や腸の壁に働きかけて、消化を促進。すると、腸内環境が整い自律神経も安定するので、血流がサラサラになるのです。

壊れた細胞組織を修復する作用もあるので、皮膚炎や白内障、歯槽膿漏などの治療薬として処方されることもあるんですよ。

さらに、年齢とともにもろくなっていく歯や骨の表面にカルシウムを沈着させ、再石灰化を促進するという働きも。男性よりも骨粗しょう症の発症リスクが高い女性にとっては、頼もしい味方といえそうですね。

このように、全身を若々しくしてくれるパロチン。唾液の量とパロチンの分泌量は比例していますが、いずれも年齢とともに減少してしまう傾向に……。

そもそも、赤ちゃんがいつもヨダレを垂らしているのはパロチンがたっぷり分泌されているから。しかし、人間は20代を境に分泌が減り始めます。

さらに、唾液の分泌には性ホルモンが関わっているため、女性の場合、更年期にさしかかると唾液の量も激減してしまうのです。

年齢を重ねるほどに、よく噛んで食べ、唾液の分泌を増やすこと。それが、パロチンパワーのアップにつながります！

目安はひと口30回。よく噛めば、糖質の分解も進むので血糖値が急激に上昇するのも防ぎます。

耳下腺を刺激することでも、パロチンの分泌量は増やせます。実は唾液は、耳下腺、顎下腺、舌下腺の3カ所から分泌されますが、そのなかでパロチンが湧き出てくるのは耳下腺のみ。

耳の下の少しへこんでいる部分を指で押すと唾液がたくさん出てきますが、これが耳下腺です。痛くない程度に指で刺激しましょう。

ちなみに、人間の顔の筋肉の7割以上は口の周りにあるので、よく噛めば顔のたるみも解消……と、嬉しい副次効果も！

唾液は無料の美容薬。細胞が若返るようすをイメージしながら、唾液はなるべく飲み込みましょう。

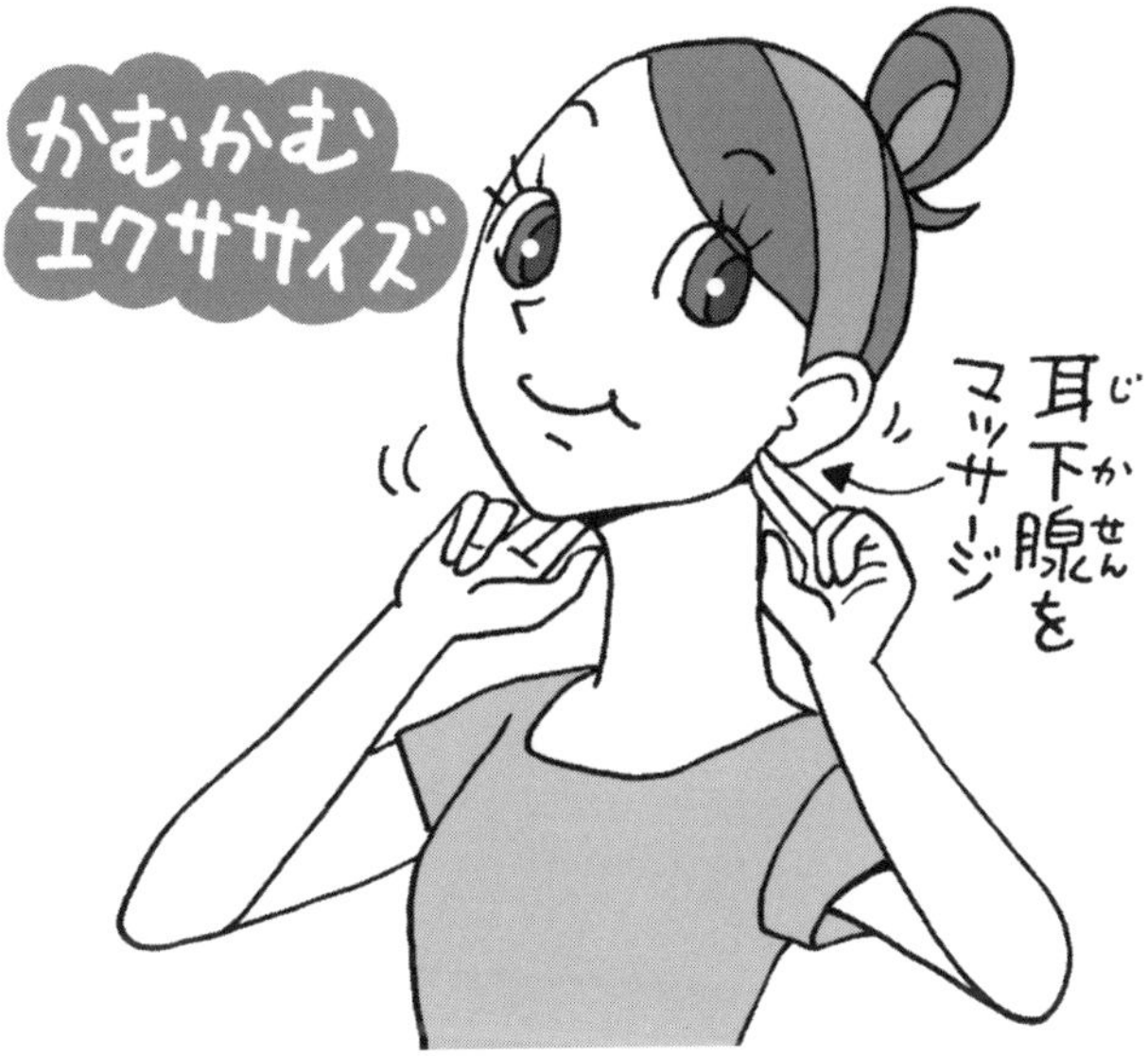

カルテ㊶

アンチエイジングで寿命が縮む!

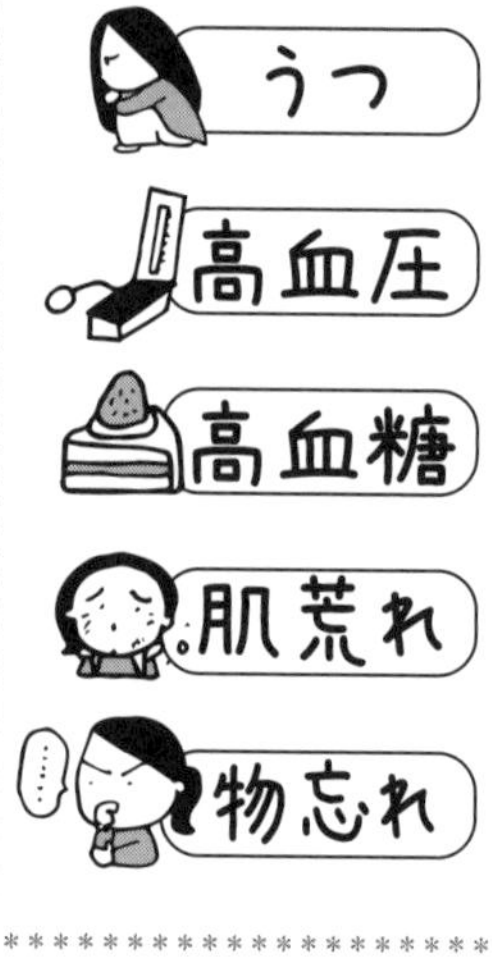

長生きをとるか、若々しい見た目をとるか――今後、私たちは究極の2択を迫られることになりそうです。

'14年2月、アメリカのアルベルト・アインシュタイン医学校が「アンチエイジングを促すホルモンが増えると、寿命が縮まる恐れがある」と発表しました。

いくつになっても女性は美しくいたいもの。それが命取りになりかねないとは、悩ましい問題ですね。

では、そもそもアンチエイジングを促すホルモンとは何でしょう? ひとつはインスリンの一種であるIGF-1。もうひとつはヒト成長ホルモンです。

IGF-1は血管拡張作用があるので、全身の血流をスムーズに! 結果、高血圧や糖尿病を予防し、心臓の健康にも関係します。

また、学習効果を高め、うつ病やアルツハイマー病の発症も予防。骨密度増加作用や抗酸化作用など、ビタミンと似たような働きもあるのです。

髪の毛を美しく保つ作用もあるので、まさに全身に関わるアンチエイジングホルモンといえるでしょう。

いっぽう、ヒト成長ホルモンは、骨や筋肉を作るホルモン。代謝を上げ、肌の修復機能も担っています。パワフルな若々しさを司るホルモンというイメージですね。

どちらも加齢によって分泌量が減ってしまうことから、アンチエイジング業界では補充療法も登場。セレブの間で注目されているようです。

ところが、今回、90代の被験者184人を11年間にわたり調査した結果では、IGF－1の量が血液1ミリリットルあたり1ナノグラム減るごとに、1週間長生きできることが明らかになりました。

50〜65歳の中高年を対象にした調査でも、IGF－1の値が高い人は、がんの進行が4倍も早かったとか！

中高年以降のアンチエイジングホルモンの増加は免疫力を低下させ、寿命を縮める恐れがあるという結果になったのです。

とはいえ、ゼロになればいいというわけでもありません。

これらのホルモンが極端に不足すれば、コレステロールが増え、糖尿病や心筋梗塞の発症リスクが上昇。記憶力の低下や、気持ちの落ち込みなども心配です。

やはり、何事も「ほどほど」がいちばん。病気の場合などを除けば、過剰に補充するよりも自然な分泌を促すことが、美と長寿の「最適バランス」といえそうです。

ＩＧＦ－１は適度な運動によって増加しますが、植物から出るフィトンチッドという物質も分泌を促進するといわれていますので、森林ウオーキングがおすすめです。

ヒト成長ホルモンも、適度な運動と睡眠、そして程よい空腹によって分泌が促進。

森のなかはマイナスイオンも豊富ですし、歩くことで全身の血流もアップしますので、心も体も、リフレッシュできるでしょう。

ときには都会の喧騒《けんそう》から離れてみるのも、よいものですよ。

カルテ㊷

更年期症状を解消する「回旋エクササイズ」

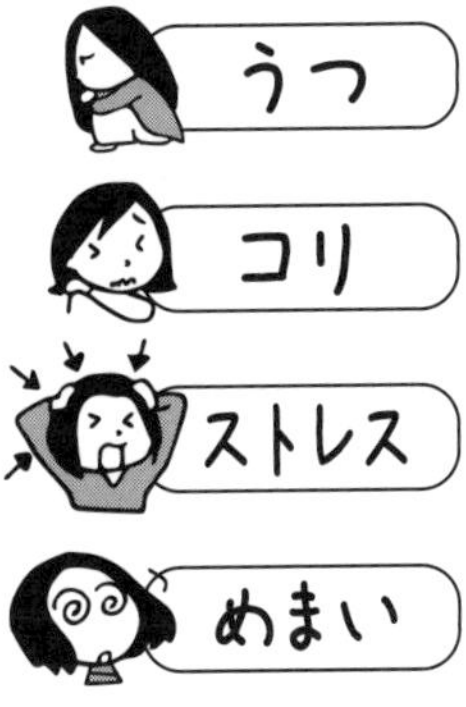

女性が避けて通れない更年期。女性ホルモンは30代をピークに年々減少し、閉経に向かってバランスが崩れます。これが更年期症状を引き起こすことは、皆さんご存じのとおりです。

しかし、不定愁訴や、閉経前後に発症リスクが上がる怖い病気は、単に女性ホルモンの減少のせいというよりも、それによって生じた血流障害が原因という場合も少なくないのです。

たとえば、閉経期の女性の40～80%に見られる「ホットフラッシュ」。季節に関係なく、頭がカーッとのぼせて汗が止まらなくなる、更年期の代表的な症状です。

症状は1年から数年続き、4人に1人は治療が必要。冷凍庫に頭をつっこみたくなった、というひどい症状に悩まされたという方も、いるのでは？　これは頭部の血流が滞っている状態といえます。

また、めまいや肩こりといった症状や、抑うつ気分やイライラなどの精神症状も血流不足によって起こるもの。

血流障害が起こる理由は、女性ホルモン（エストロゲン）の減少によって血管の弾力性が失われることにあります。女性が、男性に比べて動脈硬化の発症リスクが低いのは、エストロゲンのおかげなのです。

しかし、閉経後はこれが減少するため、病気の発症リスクは男性と同じ程度に。血液がドロドロになるので、狭心症や心筋梗塞を発症したり、血流が悪くなることで糖尿病が悪化することもあります。

このように、更年期前後の女性には、つらい症状から重篤な疾患まで、さまざまな発症リスクが潜んでいます。血流アップで、予防しましょう。

そこでおすすめなのが、グー・パー回旋エクササイズ。手首を交差した状態で、両腕で大きく円を描くように上半身を回旋させますが、このとき、両方の手のひらをグー・パーさせるのがポイントです。

手首を交差させることで上半身の軸が固定され、効率的に上半身の筋肉を刺激、血流を促進するのです。一見地味ですが、やってみると、なかなかいい運動。指先から全身まで血の巡りがよくなりますよ。

また、この世代の女性は、子どもの進学や就職、親の介護などのストレスに悩まされていることが多いもの。ストレスは交感神経を刺激して血流を悪化させてしまうので、ストレス対処も大切です。

そんなときは悩みを書き出して、ストレスの度合いに応じて4段階に「グレード分け」する記録法を。モヤモヤとした不安感を可視化することで、見えない敵の正体を、ハッキリさせてしまうのです。

弱いストレスについては「書いただけでスッキリした」ということがよくあります。次に、残った強いストレスの解決法を、思いつく限り、どんどん書いていきましょう。それらを実行に移し、失敗したらまた別の解決策を書き出していく。こうして問題と対策方法をクリアにすることで、不安感は軽減されるのです！

もちろん、あまりにつらければ、女性ホルモン補充療法などで症状の緩和は可能です。そのさいも少しでも血流をよくし、ストレスを軽減させておくことで、治療効果は高まるでしょう。

グー・パー回旋エクササイズ

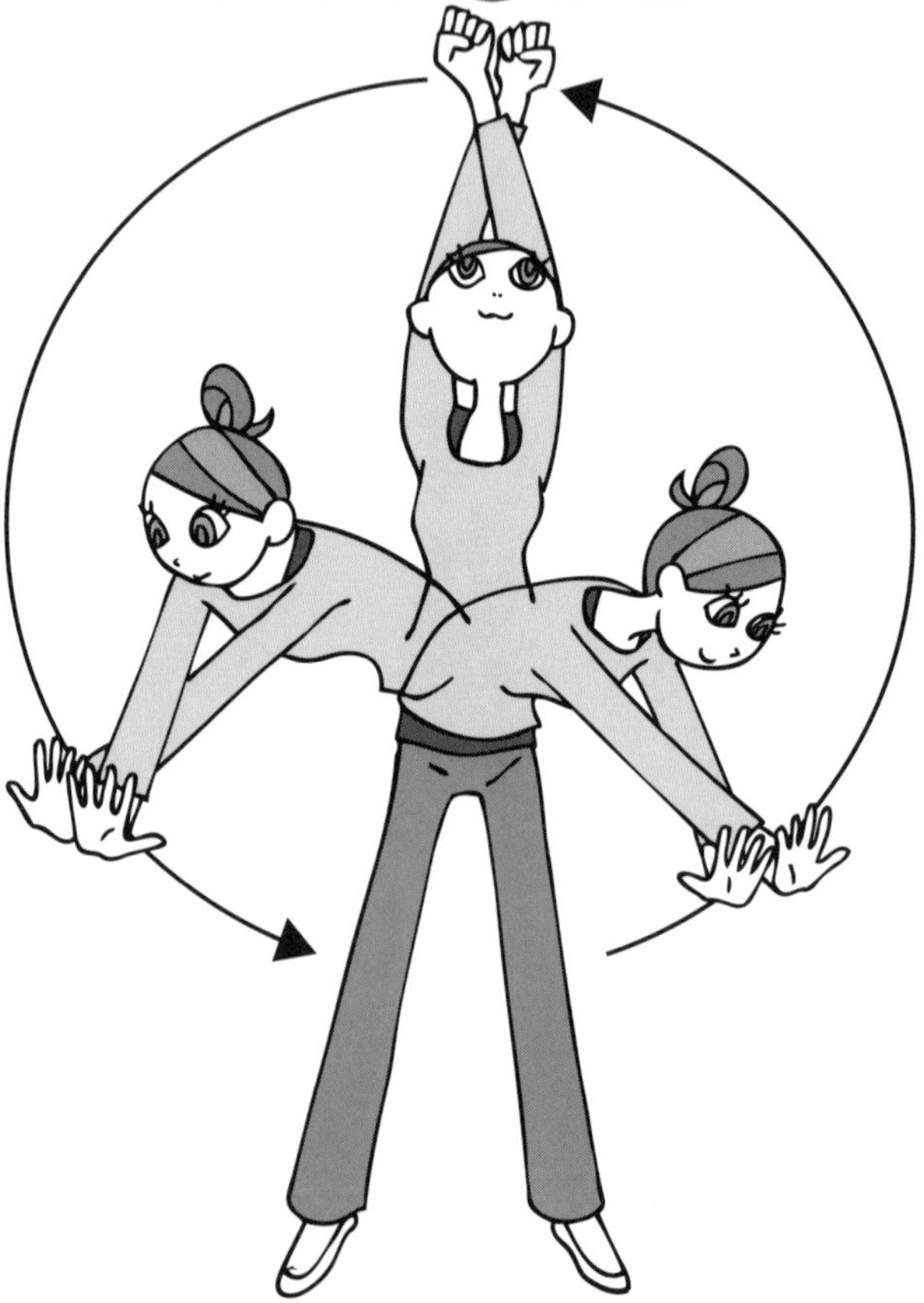

カルテ㊸

体と心のストレスをケアする散歩術

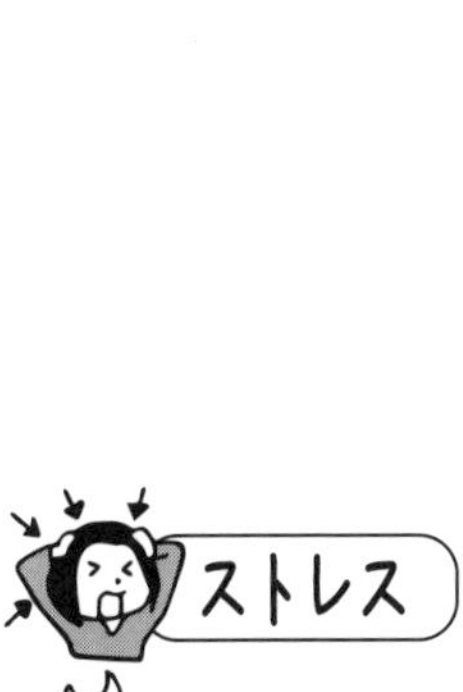

カルテ⑲、カルテ㊳でもお話ししましたが、季節の変わり目は血流も停滞しやすいもの。急激に気温が下がることで血管が収縮する秋口はもちろん、春先も、突然血管が拡張することで体がびっくりしてしまいます。

四季がある日本は、こうした環境の変化に富んでいます。天候を変えることはできませんが、ちょっとした刺激をとり入れながら、規則正しく暮らすことで血流の停滞や暴走を防ぎましょう。

忙しい方やストレスを抱えている方ほど、休日は家にこもって寝溜めをしてしまいがちですが、これは寝ることが一種の逃げになっている状態。不安やストレスは逃げるほど増大するので、精神面にとってもよくありません。

苦手な人に連絡をしなければいけないときなども、先に延ばすほど気が滅入るもの。嫌なことに対して、いかに積極性を持てるかはとても大切です。休日の過ごし方も一緒で、なるべく「意識」して、早寝早起きを心がけましょう。

そして、いつもと違う環境にも出かけてみましょう。ふだん行かない美術館や図書館、降りたことがない隣の駅。公園や、町の雑貨屋さんもいいですね。

新しい環境は刺激となって、交感神経と副交感神経、両方の働きを活性化させてくれます。自律神経のトータルパワーが上がっていることが、血流にとっては最高の状態。また、場所を変えるのはストレスケアにとっても有効だそうです。たった1時間でも「ここに行く」と決めて、実行すると達成感も生まれます。

また、急激な運動は体に負担をかけますが、お出かけついでに歩くことは、程よい運動になり、血流がアップ。日中に体を動かすとメラトニンも分泌されるので、ぐっすり眠れて翌朝、スッキリ。不規則な生活のリズムを整えるのにも、役立ちます。

私はよく休日に鎌倉へ行くのですが、日常から解放されていいものです。

講演先でも知らない街の風景に出合うことで好奇心が刺激され、ハードスケジュールによる疲れが癒されることもしばしば。パワースポット巡りが流行して久しいこのごろですが、血流を上げるパワースポットは、どこにでもあるものです。

カルテ㊹

服のシルエットで血流は変わる

不眠

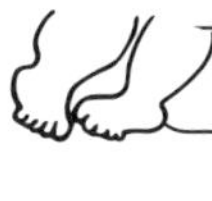
むくみ

ファッションは気分だけではなく、血流も変えることをご存じですか？

全身の血流を支配する自律神経は、暖かければ血管を開いて体温を逃がし、寒ければ収縮させて体温を保持するよう、常に働いていますが、数日ごとに気候が激変すると環境に体を適応することができず、全身に不調が現れるのです。

そこで重要なのがファッションです。洋服に気を使うことで、血流が乱れないようコントロールできるのです。

まず、活用したいのが色選び。私たちがふだん目にしている「色」は光の波長の長さによって決められています。

短い順に紫、青、緑、黄……と変わり、これが自律神経を通して血流にも影響を与えているのです。

もっとも長い光である「赤」には、心身を高揚させる働きが。脈拍、血圧、呼吸を上げ、体温も上昇。やる気や食欲もアップさせます。活力を取り戻したいときには、「赤」の力を借りてみてはいかがでしょう?

反対に、波長が短い光は青など寒色系の色となって現れ、鎮静作用があります。不眠症に効果があるともいわれていますので、寝具に取り入れてもいいでしょう。

シルエットでも血流は変わります。体を過度に締めつけるスタイルは、血流やリンパの流れを悪くし、むくみを生じさせるもとに。

太い血管が集中し、自律神経に作用する神経も集まっている首元がきゅうくつだと、自然と呼吸が浅くなり、血液中の酸素が不足してしまいます。スカーフは、首を絞めつけないように、ふんわりと巻きましょう。

また、太ももの付け根やウエストを締めつけると下半身の血流が悪くなってしまいます。流行りのスキニージーンズやレギンスなど、体にフィットする服を着るときは、伸縮性があって苦しくないものを選びましょう。血流のためには、締めつけの少ない「ゆる系」ファッションがおすすめなのです。

キラキラ輝くアクセサリーは、変化をつけるためにはとても有効。ちょっとした刺激が自律神経を活性化させ、血流もアップさせることは176ページでもお話ししたとおりです。
なんだかやる気が出ないなあ……というときは、新しいファッションやネイルなどに、挑戦してもよいでしょう。

血流とやる気をアップさせるキーワードは「ゆるキラファッション」。新しいコーディネートを考えることは、気分転換にももってこいです。

カルテ㊺

「排便反射力」を高める

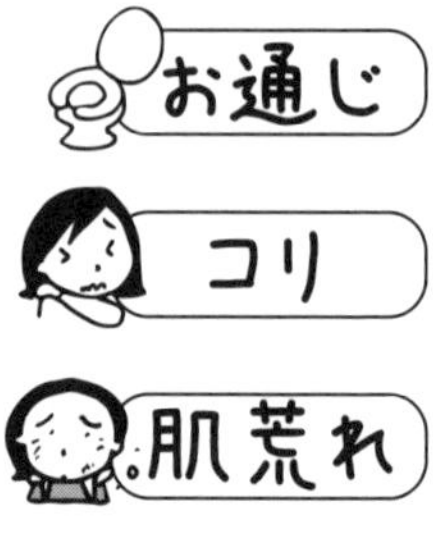

一言で便秘といっても、さまざまな種類があることをご存じでしょうか？

まずは、「直腸性便秘」。

便は直腸に届くと粘膜を刺激して排便反射を起こさせるのですが、慣れない環境でお手洗いに行くタイミングがつかめずにいると、ついつい便を我慢することに。そうして我慢を繰り返すと粘膜が麻痺してしまい、排便反射力が低下。これが直腸性便秘です。

何日も排便できずにいると、便の水分が腸に吸収されて便は硬くなり、ますます「出しづらい」状態に。そこを無理にいきむと、痔《じ》を発症することに……。最近では女性の痔が増えていますが、これには直腸性便秘が大きく関係しています。

もうひとつは、「弛緩性便秘」。こちらは、加齢がひとつの原因になっています。

腸内の善玉菌は、副交感神経が活発に働いていると増殖するのですが、加齢とともに副交感神経の機能が衰えると腸内環境も悪化してしまいます。すると、腸の収縮力は低下し、便を押しだす力が弱くなってしまうのです。

これが弛緩性便秘なのですが、加齢に限らず、忙しい生活によって悪化しやすいという傾向もあるので、若い人でも注意が必要です。

人間の体は食べ物が胃に入ると大腸に信号が送られ、便意をもよおすようにできています。この「胃結腸反射」は朝食後にいちばん起こりやすいのですが、忙しい現代人は朝食を抜くことも多く、これが弛緩性便秘に拍車をかけているのです。

加齢による大腸の筋肉のゆるみも加わって、慢性化しやすいのも特徴。慢性便秘の7割はこの弛緩性便秘によるものといわれています。

また、直腸性と弛緩性を合併していることも多く、この場合、便秘はより治りにくくなってしまうのです。

さて、便秘は血流とも大きく関係しています。便秘は腸内環境悪化のサイン。腸内は善玉菌より悪玉菌が多くなり、毒素を排出してしまいます。

消化管を流れた血液は門脈という血管に集まって肝臓へ注がれ、心臓へ向かうので、毒素で汚れたドロドロの血液が全身を駆け巡ることになるのです。

結果、肌荒れや肩こりなどの不快な症状を引き起こすことに……。お腹が張っていたり、吹き出物や腰痛、口臭が気になるという場合は、すでに便秘が重症化している可能性も！「スッキリ出ていないな」と思う方は、注意が必要です。

便秘解消のためには腸内環境を整え、失われた反射を取り戻しましょう。

忙しい方におすすめなのは、豆腐。大豆に含まれるレシチンが副交感神経の働きをサポートします。手軽に食べられるところも魅力ですよね。また、同じ大豆製品の味噌は発酵食品でもあるので、腸内環境の改善にピッタリです。

生活習慣としては、朝は余裕を持って起きること。出かける1時間半以上前に起きれば、腸も十分に目覚めるはず。朝食は必ずとることで、失われた胃結腸反射も取り戻しましょう。朝のお通じをしっかりすませてから、1日をスタートさせたいですね。

カルテ㊻

老化を招く「うっ滞」とは？

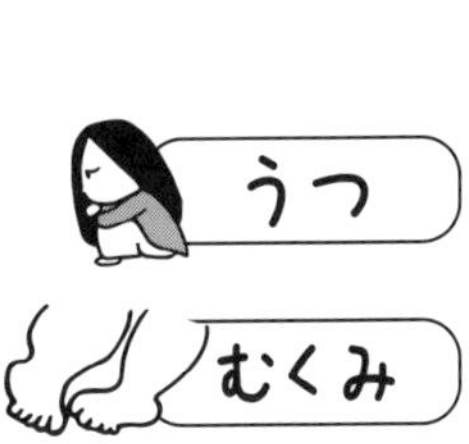

いくつになっても、体を動かすことで健康は取り戻せます。

ロンドン大学は、高齢に達してから運動を始めても、ヘルシー・エイジングに効果があるという研究結果を発表しました。

ヘルシー・エイジングとは直訳すると「健康加齢」。要は、運動すれば健康的に年を重ねられる、と証明されたのです。

健康加齢に明確な定義はありませんが、この研究では「①主要な慢性疾患にかかっておらず、②認知機能や③身体機能にも重大な障害がなく、④メンタルヘルスも良好に維持されている」という4項目を満たす状態としています。

調査は’02年から開始。’52年2月末までに生まれた1万1千人を対象に、運動習慣の有無がその後の健康加齢にどのような影響を及ぼすか、8年間にわたり調査しました。

結果、運動すればするほど経過は良好。まったく運動をしなかった群に比べ、ずっと運動を続けていた群は、健康加齢の4項目を満たす人数が7・68倍に！

さらに興味深いのは、途中で運動を始めた人たちも、健康になっていたことです。

調査開始当時は運動をしていなかったものの、4年後までに運動をするようになった群も、運動をしない群より健康加齢が3・37倍に。

「年をとってから運動をしても無意味なのでは？」と思うのは、大きな間違いです！

では、運動と老化がどのように関係するのでしょう？

老化とは、血液のうっ滞だと私は考えます。

年齢を重ねると副交感神経の働きが下がり、交感神経が過剰になるため、血管が収縮します。そして、体を動かすことも減るので、血液の質を決める腸にも刺激が届かず、血流が悪くなり、老化は加速していくのです。

運動が健康加齢に効果的なのは、心肺機能が向上することで、このうっ滞が解消されるから。とくに足を動かすことで、足の静脈から心臓に血液が戻りやすくなるため、ウオーキングが推奨されているのです。女性の下半身太りの7割は、むくみからきているともいわれています。

また、体を動かすことで腸の蠕動運動も刺激。腸そのものの血流がよくなることで、幸せ物質である、セロトニンの分泌も促進されます。セロトニンには、血管拡張作用もあるんですよ！

運動がもたらすリフレッシュ効果は自律神経の安定にもつながるので、運動は精神衛生にも効果絶大というわけです。

とはいえ、あまり長時間の運動は、逆に精神衛生上よくないという研究も。

こちらはスイス・ローザンヌ大学の発表ですが、16〜20歳の青少年のメンタルヘルスがもっとも安定するのは、週14時間の運動という結果になりました。いっぽう、これより長時間運動していた群は、ＷＨＯの評価表で「精神的健康度の低下」を示す割合が増加。

これは私の推測ですが、過剰な運動は疲労物質を蓄積するため、やはり血流が悪くなり、セロトニンの分泌低下や交感神経の興奮を招いたのでしょう。

「適度な運動」の継続が健康の要。中高年が若者並みに運動する必要はありませんので、ウオーキングをおすすめしたいと思います。

カルテ㊼

女性の味方「葉酸」は自分で増やせる

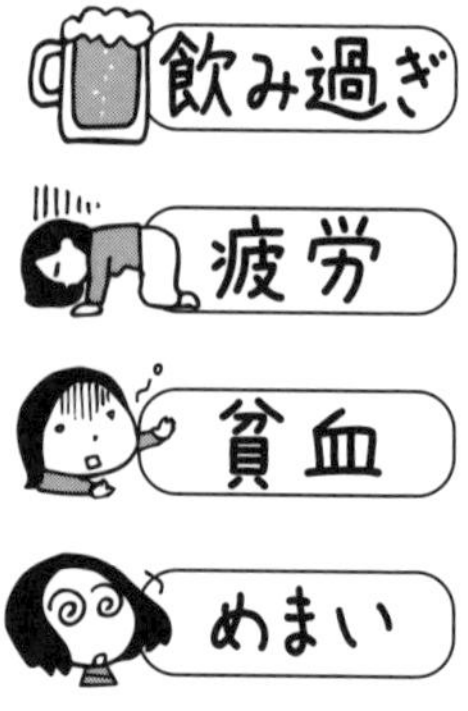

女性に必要なビタミンとして話題の「葉酸」。

赤ちゃんの脳や神経を作るビタミンBの一種として、とくに妊婦さんの間では有名ですが、葉酸は血流との関連が深く、その力を発揮するのは妊娠中だけとは限りません！

ここでは、葉酸と血流の関わりについてお話ししていきましょう。

まずは、骨髄内での赤血球の形成。

赤血球とは、全身の細胞に酸素や栄養素を運ぶ、血液の主成分です。血が赤いのは、この赤血球によるもの。

しかし、葉酸が不足すると骨髄内で赤血球がうまく作れなくなり、酸素を運ぶ能力が低下。「巨赤芽球性貧血」という貧血を起こしやすくなってしまいます。

すると体が酸欠状態に陥り、疲労感やめまい、立ちくらみなどを引き起こすことも。新陳代謝にも影響するので、肌荒れや口内炎など、美容面での悪影響も心配です。

葉酸が不足すると血液も固まりやすくなり、心筋梗塞や脳卒中のリスクも増加。更年期以降は女性ホルモンが減少する影響で血液が固まりやすくなるため、この世代の方はより一層気をつけたいところですね。

さらに最近は、葉酸が月経前症候群（ＰＭＳ）を軽減することも期待されていますので、葉酸はあらゆる世代の女性の強い味方といえるでしょう。

男性とも無関係とはいえません。

英科学誌『ネイチャー・コミュニケーションズ』で、父親の食生活が子どもの健康に影響を及ぼすという研究結果が発表されていますが、実験で使われているビタミンB_9とは、まさに葉酸のこと。ビタミンB_9が不足しているエサをオスのマウスに与え、その子どもへの影響を調査したところ、重度の骨格障害をも含む先天異常の発生率が、30％近く増加しました。男性の精子も食生活の影響を受け、さらに子の遺伝子に作用することが明らかになったのです。

今後は男女問わず、自分の食生活が生まれてくる子どもに関わることを、肝に命じる必要がありそうですね。

さて、その葉酸ですが、12歳以上の1日の推奨摂取量は男女ともに240マイクログラムです。妊婦や授乳婦はさらに多くの葉酸が必要ですが、そうでない方は、ふだんの食生活で十分まかなえるかと思います。

葉酸が豊富な食材といえば、緑黄色野菜やレバー、豆類、柑橘類。やはり、日ごろから野菜は多く摂るように心がけたいものですね。

さらに、お酒好きの方は要注意！

アルコールはビタミンを大量消費するため、飲みすぎはビタミンB群のひとつである葉酸も激減させてしまうのです。

飲みたいときは、葉酸が豊富な食材をおつまみにプラス。たとえばほうれん草のおひたしや枝豆、焼き鳥のレバーなどは比較的手軽にいただけるうえ、カロリーも低いので、晩酌のお供におすすめです。

葉酸パワーをチャージして、イクメンもお母さんも、もちろんそうでない皆さんも、血流アップを目指しましょう！

カルテ㊽

座りっぱなし生活で寿命が縮む

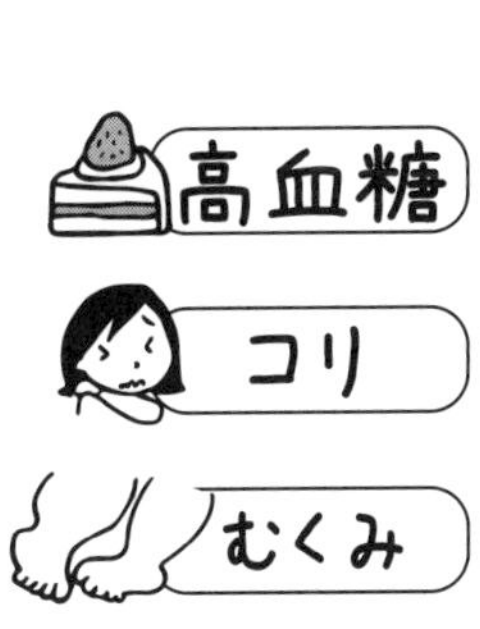

健康や寿命によい生活習慣といえば「運動」ですが、スウェーデンのウプサラ大学から、面白い研究結果が発表されています。

それは、運動量を増やすよりも、坐位——つまり座っている時間を短くできるかどうかが、老化を遅らせる鍵になりそうだというものです。

同大学では、ふだん座りっぱなしの生活を送っている肥満の高齢者101人を対象に、運動をするよう研究者らが積極的に介入した群と、そうでない群に分け、6カ月間記録。その後、無作為に抽出した49人から採血し、血液細胞のテロメアの長さを測定しました。

テロメアとは、細胞の中にある染色体の端っこのこと。一定の長さよりも短くなると老化が始まるため、その長さが寿命の指標とされています。

その結果、運動時間の増加はテロメアを短くするという意外な結果が出るいっぽうで、坐位時間が短くなるとテロメアは長くなる傾向にあると判明したのです。

坐位と健康の関係はそれだけではありません。

WHOは、座りっぱなしの生活は喫煙やお酒の飲みすぎと同様、糖尿病やがん、心血管系疾患を引き起こす原因になるとしています。

ほかにも、座りっぱなしでテレビを1時間見ると寿命が22分縮むという調査結果など、長時間の坐位が及ぼす悪影響についての報告は、枚挙にいとまがありません。

座りっぱなしは、私たちが思う以上に、不健康な生活習慣なんですね。

その原因のひとつは、筋肉が収縮してしまうこと。

すると、血液中の中性脂肪を分解する酵素の働きを抑制してしまうため、血流がドロドロになり、肥満や糖尿病を引き起こすのです。テロメアの長さも、血流の良しあしと関係していると私は考えます。

人間の体はもともと、立って動くようにできています。

歩くことで足のむくみが解消するように、立って作業をすることで全身の血流が循環しやすくなるもの。しかし、座りっぱなしでは血流が滞り、内臓や全身の組織の働きも悪くなるのです。

便利な世の中になり、家事ひとつをとってみても、立ち仕事の負担は減りました。自動洗濯機にロボット掃除機、ベッドで寝ていれば、布団の上げ下げも必要ありません。

毎日の運動それ自体は、血流改善にとてもよい習慣ですが、家や会社にいる間はデスクワークやテレビに夢中で長時間座りっぱなしでは、せっかくの運動効果も台なし。

運動時間を無理やり増やさなくても、座っている時間の間に短い休憩を入れるだけで、ウエストが細くなったり、脂質代謝がよくなるという報告もありますので、30分に1回ぐらいは「立ち上がり休憩」をとりいれましょう。

そのとき、ちょっとした作業やストレッチをすれば、さらに全身の血流はアップ。健康寿命を延ばすために、ぜひお試しください。

キウイは「老けない」フルーツ

キウイはビタミンCに限らずさまざまな栄養素にあふれた「スーパーフルーツ」。血流アップ効果もあるのです!

まずは、なんといってもビタミンC。皮膚や骨、コラーゲンを生成する美肌の強い味方ですが、血管を丈夫に、しなやかにする作用も。高い抗酸化力を持ち、がんや老化予防に効果的ですが、ビタミンCはとくに血液など水分の多いところで活躍します。

キウイのビタミンC含有量は、なんとみかんの倍以上!

ビタミンEもみかん3個分と、豊富です。こちらは末梢の血管を広げ、血流をよくするほか、やはり抗酸化力の高さが魅力。ビタミンCとの相乗効果で、動脈硬化を予防します。

血糖値を低下させる食物繊維や血圧を正常にするカリウム、赤血球の形成を助ける葉酸も含まれており、さらにクエン酸やリンゴ酸、キナ酸といった有機酸も。これらは貧血予防や疲労回復に役立ちます。

血流アップのためには1日2個ぐらいが適量でしょう。

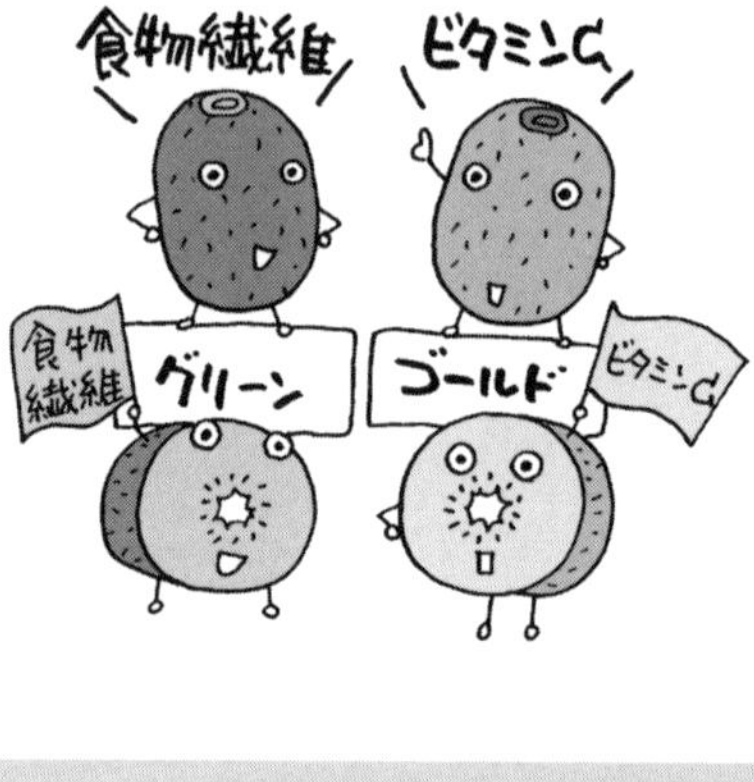

第6章

「ボケない」血流のつくりかた

カルテ㊾

「ボケない」血流のつくりかた

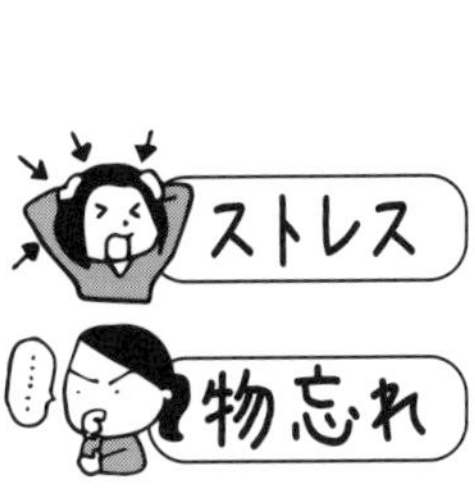

認知症は、脳の血流低下により起こります。

認知症の主な原因は脳卒中とアルツハイマー病。脳卒中は、脳血管が破れて出血したり、血管に血栓が詰まり、脳組織へ十分な血液が送れなくなるために起こることは、皆さんご存じのことでしょう。

いっぽうアルツハイマー病の原因はまだ研究段階ですが、やはり脳の血流低下が主な原因だと考えられています。これは、'08年にノースウェスタン大学のロバート・ヴァッサー教授らが発表したもの。研究では、血液が脳にブドウ糖を運ぶ量が少なくなると、神経細胞を攻撃するタンパク質が蓄積して、アルツハイマー病を発症することを示しています。

実際、いま、認知症の検査としておこなわれているＳＰＥＣＴ（スペクト）検査は、脳のどの部分の血流が低下しているかを見ることで、診断につなげています。脳の血流低下を防ぐことが、認知症予防につながるといえるでしょう。

しかし、何もしないでいると、私たちの脳の血流は、加齢とともに低下。男女ともに70歳になると、脳の血流は15歳のときと比べ、30％以上減少するといわれているのです。高齢になると認知症を発症しやすくなるのは、加齢によって血流が低下するからなんですね。

しかし、生活習慣を変えることで、脳の血流は改善できます。

まずは1日30分程度の有酸素運動。脳を含めた全身の血流をスムーズにするのはもちろん、高血圧や糖尿病など生活習慣病を予防して、血栓や血管のダメージを防ぎます。ウオーキングや水泳など、無理のない範囲で体を動かしましょう。

また、脳からアルファ波が出ると、脳の血流が30％増加するという報告も。アルファ波が出るのは、瞑想時やリラックス時。川のせせらぎなど自然の音を聞くのもいいでしょう。

チョコレートのフラボノイドは血管を和らげ、脳の血流を改善するといわれています。カレーを食べたあとも、脳の血流が増加。これはカレー粉に豊富に含まれるスパイスのおかげですが、とりわけ、カルダモンに血流アップの作用があるとか。カルダモンは香辛料としてだけでなく、生薬、漢方として日本はもちろん、北欧など世界中で愛用されています。体を動かし、川のせせらぎを聞き、カレーを食べれば、脳の血流はバッチリ!?

カルテ㊿

頭をよくする「噛む力」

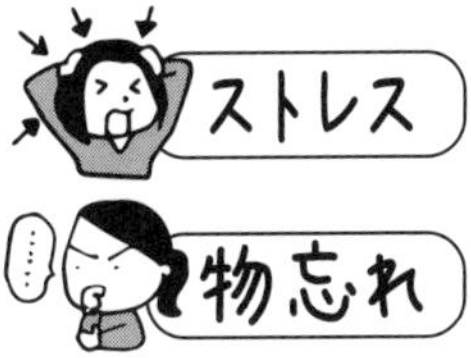

カルテ㉕でも触れたように、歯は健康のもと。実際、健康な歯で咀嚼《そしゃく》すると、血流アップ効果があります。

咀嚼の役割といえば、まず食べ物を噛み砕き、消化しやすくすること。よく噛むことは、胃腸の負担を軽減するイメージですよね。しかし最近の研究では、脳との関係も明らかになっています。咀嚼運動そのものが脳の血流をよくし、脳の機能を活発にするのです。

チューインガムを使った実験では、咀嚼によって脳の血流がアップするという結果が出ており、小脳や前頭葉の運動野などで10～40％も血流が増加していることが、認められているのです。さらに、固形食で飼育したラットは、細かく砕いた餌で育てた群に比べて迷路実験の結果が良いという報告も。咀嚼能力は、脳の血流と知能に深く関係していると言

えるでしょう。

全身の血流を支配する、自律神経にも影響が。

やはりガムを用いた咀嚼の実験では、交感神経の活動が噛む前よりも活発になっています。これは、心臓から全身に血液を送り出すチカラが強くなることを示しています。

また、私は、一定のリズムで噛むことで副交感神経の働きも活発になると考えています。副交感神経の働きはリラックス時に活性化しますが、ガムを噛むと脳のアルファ波が増加！　これはまさに、リラックス状態にあることを表しているのです。

副交感神経が活発だと末梢血管が開くので、心臓から押し出された血液が全身の隅々まで行き渡ることに。大リーグ選手などがよくガムを噛んでいますが、あれは一定のリズムをとることでリラックスし、集中力を上げようという狙い。全身の血流もよくなるので、心身のパフォーマンスが向上するのです。

足腰に滞りやすい血液をポンプのように心臓へ送り返すふくらはぎが「第二の心臓」とも呼ばれることにちなんで、咀嚼は「第三の心臓」といわれることもあるぐらいです。

年齢とともに気になる歯槽膿漏も、顎にある歯槽骨髄というところに汚れた血液が溜まることが発症の一因なのですが、咀嚼によってここの血流がよくなれば予防ができます。噛むことそのものが、健康な歯を維持することにつながるのです。

厚生労働省によると、65〜74歳の歯の数は'75〜'05年の間に男性で7.3本、女性で9.5本増加。いっぽう平均寿命もそれぞれ6.8歳、8.6歳延びています。歯の健康は、長寿にもつながるようですね。

ふだんから、よく噛むことが大切になりますが、軟らかい食べ物が増えた現代人はどうしても咀嚼回数が減りがちです。弥生時代には1回の食事で4千回近く、戦前でも千400回ほどだった咀嚼回数も、いまでは600回程度に落ち込んでいるという調査もあります。

意識的に咀嚼をするならば、チューインガムを上手に利用しましょう。散歩しながらガムを噛めば、第二、第三の心臓を両方刺激することになり、相乗効果で脳から足腰まで体じゅうの血流がアップするでしょう！　ちなみに、よく噛むと、咀嚼筋からその刺激が脳に伝わり、ヒスタミンが分泌されます。ヒスタミンには食欲を抑え、内臓脂肪を分解する効果もあるため、ダイエット効果も期待できますよ。

カルテ51

不快な症状を消す「首血流」！

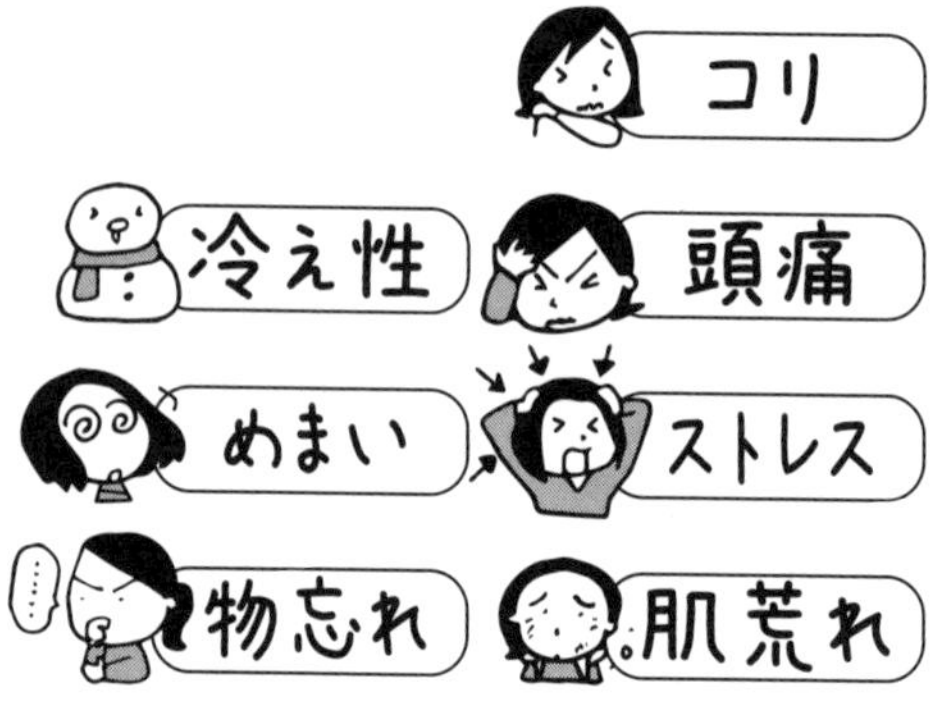

冷え性、頭痛、全身のコリ。こうした不快な症状を解消するてっとり早い方法は、首の血流をよくすること！　首には、全身の血流をよくできる3つの理由があるのです。

1つ目は、太い血管が走っていること。たくさんの血液を必要とする脳に十分な量を運ぶため、首には左右4本の動脈があります。つまり、ここが詰まると脳の血流も悪化。酸素不足が起こります。

頭痛やめまいはもちろん、もの忘れや認知症も、脳への血流低下が要因のひとつといわれています。また、最近の研究では、うつ病患者の脳血流は、そうでない人に比べ低下傾向にあることもわかっているのです。

小脳への血流が悪くなると足先の距離感がつかみにくくなるので、何もないところでつまずきやすくなることも！　脳は全身の司令塔なので、血流低下による影響は計り知れません。

２つ目は、首にはリンパ節が集中していること。そもそもリンパ液は、動脈から染みだした血液の一部。白血球の一種であるリンパ液を含んでおり、細胞が排出した老廃物を回収したり、外部から侵入した細菌やウイルスから体を守る免疫機能を持っています。

しかし、リンパ液には血液と違い、心臓のようなポンプがありません。そのため血流以上に滞りやすく、老廃物が体内に蓄積することに。慢性的な疲れやお肌のたるみ、セルライトの原因になるのです。

そこで、リンパの流れを良くすることが重要なのですが、とくにリンパ管の合流地点であるリンパ節の詰まりを取ると、デトックス効果がアップ！

リンパ節は脚の付け根や脇の下、お腹の中など全身にありますが、もっとも重要なのが首回り。耳の後ろ、後頭部と首の境目、顎の下、鎖骨など多くのリンパ節が集合しているので、ここの流れがよくなると老廃物の排出が一気に加速します。美肌効果に、目の疲れやストレス解消など、嬉しいことがいっぱいです。

そして3つ目は、副交感神経のセンサーがあること。頸動脈の間には、「圧受容体」という副交感神経のセンサーが存在しており、周辺のこりがほぐれれば、センサーも元気に働いて、副交感神経の働きが活発に。全身の血管が、拡張します。

さて、では首回りのこりを効率よくほぐすには……？　というと、まずは全体を温めること。軽く絞ったタオルを電子レンジで温めたものを首に巻くだけで、血流がよくなり、筋肉のこわばりもずいぶん解消するでしょう。

デスクワークなどで疲れを感じたときにグルグルと首を回すのもおすすめですが、このときも171〜174ページでご紹介しているエクササイズと同様に、手首を交差しておこなうことがポイントです。ただ首を回すだけだと体の軸がずれ、かえって首を痛めかねませんので、注意しましょう。

カルテ52

太ももを鍛えればボケない

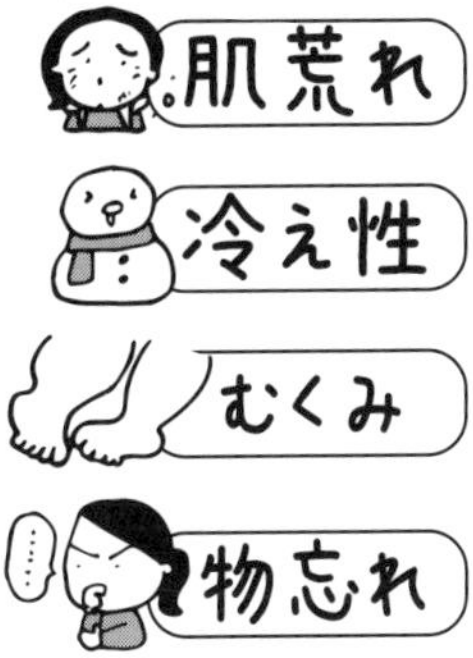

太ももの脂肪が健康にいいことは、カルテ⑦でお話ししましたが、太ももが重要なのはそれだけではありません。実は、人間の筋肉の6割以上が下半身に集中しています。なかでも、太ももについている大腿筋はもっとも大きな筋肉。太ももには筋肉もしっかりつけたほうが、さらなる健康増進につながります。

まずは、生活習慣病の予防。生活習慣病の原因になる内臓脂肪を燃焼するには、基礎代謝量を上げることですが、それには筋肉をつけることがいちばんです。大きな大腿筋を鍛えることは、代謝アップの近道といえるでしょう。

代謝が上がれば、生理痛や手足の冷え、むくみなどのつらい症状も緩和。血流がよくなって、肌のくすみや目の下のクマなども改善するなど、美容面の効果も大きいのです。

さらに、太ももの筋肉を鍛えることで、認知症の予防にも！

筑波大学の研究では、大腿筋を中心とした下半身の筋肉と脳の認知機能に、密接な関わりがあることがわかっています。さらに、運動の種類によって、刺激される脳の部位も変わってくるのだとか。

たとえばウオーキング。速足で10分間ほど歩くだけで、脳の「海馬」が刺激されるといいます。

海馬は記憶や学習能力を司る、まさに認知機能の要。1日10分を6週間以上続けると、認知機能そのものも向上するそうです。

もう少し運動強度を上げて、ランニングをすると、今度は前頭前野を刺激。ここが活発に働くと、集中力や判断力がアップします。

お年寄りの場合は、足腰が弱ると外出頻度が減ってしまうため、「廃用性症候群」といって脳の老化が加速。健脚を保つためにも、大腿筋を鍛えることが重要です。

全身の健康にこれほどまでに深く関わっている太ももの筋肉。あまり運動習慣のない方は、速足で歩くことから始めてみましょう。

運動に疲れたら、冷たいジュースよりもホットスムージーを。温かい飲み物は内臓を温め、かつ自律神経バランスも安定させるので、代謝アップの後押しをしてくれます。

温めることで食材の栄養価も上がるので、一石二鳥。りんごや生姜、ブロッコリーなどお好みの食材をお湯と一緒にミキサーにかけるだけなので、こちらもぜひ、お試しください。

カルテ㊸

寝すぎはボケと糖尿を招く

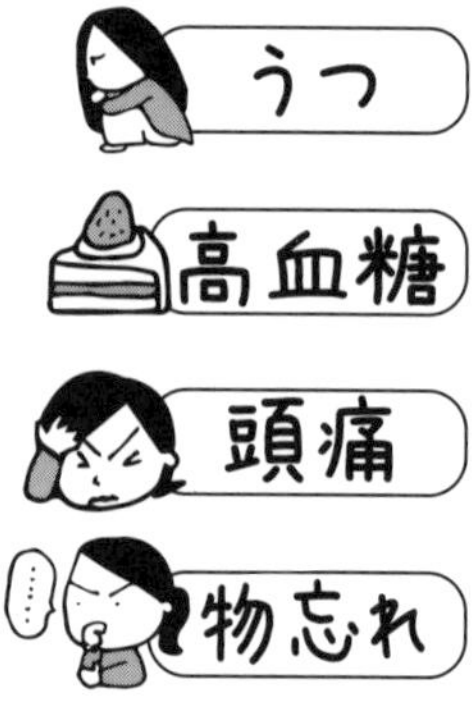

睡眠不足が肥満や糖尿病につながることは有名ですが、実は、中年以降になると、寝すぎにも注意が必要です。

イギリスのウォーリック大学の研究によると、長い睡眠は脳を老化させることが、明らかになりました。

研究では、50~89歳の約9千人の男女を対象に睡眠と脳認知機能の関係を分析。**すると、50~64歳では睡眠時間が6時間以下の人だけでなく、8時間以上の寝すぎの人でも記憶力と意思決定能力が下がり、65歳以上になると、寝すぎの人にのみ認知機能の低下がみられたというのです。**

マドリードの大学病院とコロンビア大学がおこなった調査でも、60代、70代で9時間以上眠っている人は、6〜8時間睡眠の人に比べて、認知機能が倍近く低下していると発表されました。

影響があるのは、脳だけではありません。

マサチューセッツ大学の発表によると、糖尿病患者がもっとも少なかったのは7時間睡眠の人たちでしたが、8時間以上の睡眠だと3.6倍に跳ね上がっています。

いっぽう、睡眠時間が5時間以下と寝不足ぎみの人たちの発症率は2.6倍。寝すぎは寝不足以上に、糖尿病の発症率を引き上げていることがうかがえます。

こうした研究は世界中でおこなわれ、中年以降の長すぎる睡眠は、心疾患やうつ症状の発症頻度も増加させると考えられているのです。

その明確な理由はわかっていませんが、ひとつには「睡眠の質」が関係していそうです。

睡眠には、浅いレム睡眠と深いノンレム睡眠がありますが、いわゆるロングスリーパーとショートスリーパーとでは、ノンレム睡眠の長さに大差はないといわれています。

つまり、ロングスリーパーは、睡眠時間の長さに対して効率がよくない傾向に。そのため、一見たっぷり眠っているようでも、実は細胞の修復やホルモンの分泌が十分ではなく、結果、睡眠不足の人と同じように健康に悪影響が出てしまっているのかもしれないのです。

厚労省が'14年、11年ぶりに改定した『睡眠指針』でも、9時間以上寝床にいる人は、9

時間未満の人よりも、中途覚醒を起こす割合が高いとしています。

血流が悪化している可能性も否定できません。

長時間、体を動かさないでいると筋肉が緩み血管が拡張しますが、それが過剰になると血流も悪くなるため、酸素や栄養素の供給が滞ってしまうのです。

休日、ついつい寝すぎてしまい頭痛がするのは、脳の血管が拡張しすぎて、血管の周りにある三叉《さんさ》神経を刺激してしまうことが原因です。

同様に、寝すぎると体がだるくなるのは、血流が滞っているからです。

過ぎたるは及ばざるがごとし。先の指針でも「健康な人の睡眠時間は加齢とともに自然と減る」としたうえで、25歳では約7時間、45歳で6.5時間、高齢者で6時間としていますので、参考にしてみてください。

なお、ロングスリーパーは男性より女性に多いという説もあります。これは、女性のほうが脳を酷使していて、回復に時間がかかるためとか。寝ても寝ても疲れているという方は、気配りもほどほどにしてみてはいかがでしょう。

カルテ54

イライラでアルツハイマー病のリスクが上がる

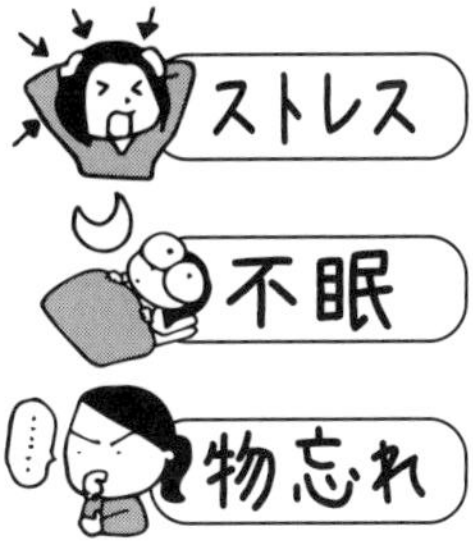

短気は損気といいますが、神経質であることは、健康にも悪影響を及ぼすようです。スウェーデンのヨーテボリ大学が'14年10月、神経質な中年女性は、年をとってから認知症を発症しやすいという結果を発表しました。

実験では平均年齢46歳の女性800人を38年間にわたって追跡調査。性格診断テストとともに、不眠やイライラ、恐怖感などのストレスがないかどうかも尋ねました。

その結果、もっともストレス度合いの高い女性たちは、最低水準の女性たちに比べて、アルツハイマー型認知症のリスクが2倍に増加していたことがわかったのです。

これまで、アルツハイマー病のリスクについては、心臓・血管の健康や、学歴、遺伝子などが研究されていますが、今回の研究で、個人の性格も関係している可能性が明らかになったのです。

では、なぜ、ストレスがアルツハイマー型認知症を起こすのでしょう？

原因として考えられるのは、やはり血流の悪化です。

ストレスによって交感神経の働きが優位になることで、血管が収縮。脳に十分な血流が届かなくなることで、脳細胞が死滅しやすくなっているのでしょう。

また、交感神経が過剰になるとストレスホルモンの分泌が増えますが、これが増えすぎると脳細胞を死滅させ、記憶や情報を整理している脳の「海馬」を萎縮させることもわかっています。

スウェーデンのウメオ大学の研究では、脳内のストレスホルモン値が高いマウスは、アルツハイマー病の原因とされている「アミロイドβ」というタンパク質のレベルも高いことが判明しています。

今回、調査の対象となったのは平均年齢46歳の女性ということですが、この年代の女性は、女性ホルモンの分泌が低下傾向にあるという特徴も見逃せません。

女性ホルモンは血管をしなやかにするだけでなく、脳細胞を修復したり、脳への血流を増加させる働きもあるので、この恩恵が遠のく中年以降の女性は特に、ストレスに負けない心の強さを手に入れたいですね。

ストレスも笑い飛ばせれば、副交感神経が働きます。すると、血管が拡張して血流がよくなるのはもちろん、アセチルコリンという神経伝達物質が放出され、海馬の機能を向上させてくれるのです。

とはいえ、笑う元気もないほどストレスが溜まっているときもありますよね。そんなときは、懐かしい場所に出かけてみることをおすすめします。

私自身も、疲れが溜まったときなどに、学生時代によく行った喫茶店に立ち寄ったり、懐かしい映画を見ています。若く楽しかった時代と同じ環境に身を置くことで、医師という自分からしばし遠のき、リラックスができるのです。お腹を抱えて笑っていなくても、ストレスから解放されれば、副交感神経は活発に働いてくれるんですよ。

誰しも年齢を重ねるなかで、多かれ少なかれ、責任を抱えるようになるものです。ときにはそれらを忘れさせてくれる思い出の場所に出かけて、脳の血流を活性化してみてはいかがでしょうか？

カルテ⑤⑤

抹茶のテアニンは血流に乗って「ボケない」体をつくる

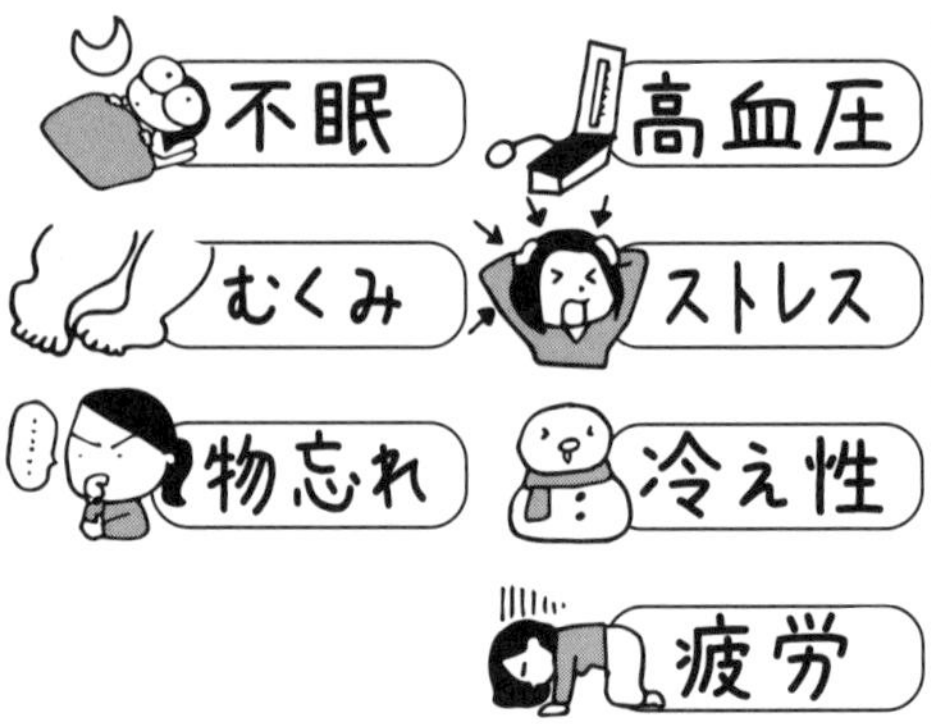

慌ただしいときも、一杯のお茶をいただくとホッとしますよね。最後に、お茶に含まれる血流の味方「テアニン」についてお話ししましょう。

そもそもテアニンとは、新茶や玉露、抹茶など「高級なお茶」に多く含まれるアミノ酸。うま味成分であるグルタミン酸によく似た構造で、独特のうま味を引き出します。

もちろん、おいしいだけではありません。テアニンは血流に乗って、脳に作用。さまざまな「不快」を解消してくれるのです。

まずはストレス解消効果。テアニン摂取からおよそ1時間で、リラックス状態を示す脳のアルファ波が増加することは、これまでもさまざまな実験で明らかになっています。

また、不安感やイライラを解消する効果もあり、女性のつらい月経前症候群（ＰＭＳ）を改善するという報告も。精神面の不調だけでなく、むくみや疲れやすさ、さらには更年期障害によるほてりなど、身体的な症状の改善も期待できます。

脳がリラックス状態になれば、自律神経にも好影響を及ぼします。

加齢とともに交感神経が優位になり、血管は収縮する傾向にありますが、アルファ波が増加することで、副交感神経の働きが活発に。

すると、末梢の血管が開き、血流がアップ。末端の血流不足が招く冷え性の改善や、高血圧の予防にもいいといえるでしょう。

ほかにも、脳の神経細胞を守ったり、認知機能の低下を防ぐ働きも。「ボケない」体づくりにも一役買いそうです。

テアニンは紅茶や烏龍茶など、茶葉にはすべて含まれていますが、日光に当たらないほど含有量が多くなります。

そのため、緑茶、なかでも玉露や新茶にたっぷりと含まれているのです。一説によると、抹茶には番茶の12倍のテアニンが含まれているともいわれています。毎日玉露とはいかなくても、緑茶は積極的にいただきたいですね。

さて、ではテアニンの恵みを、もっとも効率よくいただく飲み方はなんでしょう？

あえて言うなら、就寝前。緑茶にはカフェインも含まれていますが、テアニンにはカフェインの興奮作用を鎮める働きもあり、むしろ寝付きをよくし、睡眠の質を高めてくれるのです。

冷茶より温かいお茶をいただけば、胃の血流も上がり、リラックス効果も倍増します。成長ホルモンが作られる夜は、しっかり眠ることが若々しい体をつくる秘訣でもあります。

おやすみ前の１杯で、心身のリフレッシュを目指しましょう。

Column　見た目が変わる!　私の食べ方⑥

ペクチン6倍! で うるおい肌

美肌のポイントは、乳酸菌と食物繊維。腸内環境を整えることできれいな血液が巡り、お肌の細胞にも、きちんと栄養と水分が届くようになるのです。

食物繊維が豊富な食べ物はたくさんありますが、もっとも効率的にいただく方法のひとつとして、焼きりんごはいかがでしょう。

りんごにはペクチンという食物繊維が含まれているのですが、なんとこのペクチン、加熱すると活性度が6倍に跳ね上がるのです!

甘みが足りなければ、砂糖よりも、腸内善玉菌の餌となるオリゴ糖を含んだはちみつを添えれば美肌力はさらにアップ。ヨーグルトを添えていただけば、乳酸菌もプラスされるので、まさに最高の美肌デザートです。

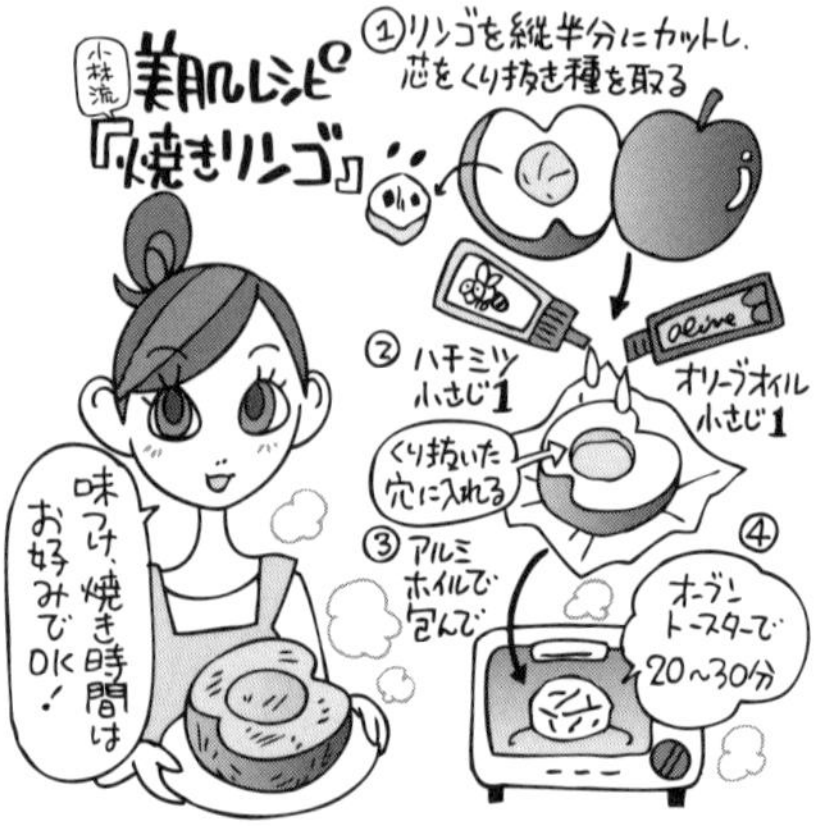

小林流
美肌レシピ
『焼きリンゴ』
①リンゴを縦半分にカットし、芯をくり抜き種を取る
②ハチミツ小さじ1
オリーブオイル小さじ1
olive
くり抜いた穴に入れる
③アルミホイルで包んで
④
オーブントースターで20～30分
味つけ、焼き時間はお好みでOK!

血液が十分に届かない細胞は「線維化」といって、カサカサに枯れてしまいます。「顔は腸の鏡」。見た目が気になるときほど、お腹の中から気を配りましょう。

おわりに

「流せる人」になるために、本書では、まず血流からのアプローチについて取り上げてきました。

最後に、日々の生活で起こりうる嫌な出来事などをどう受け流すかについて、お話ししたいと思います。

参考にするべきは、「三猿」のたたずまい。

そう、日光東照宮にいる、あの「見ざる・言わざる・聞かざる」のお猿さんたちです。

まずは「見ざる」。

人のやることなすことをいちいち見ていれば、どうしたって腹が立ったり、不安になることはあるものです。けれど、いっそ、見なければ、心に波風が立たずに済む。何か不快なものを目の当たりにしてしまってから、それを「なかったこと」として受け流すのはなかなか難しいものですが、不都合なものは最初から見ないと決めてしまえば、気づかぬうちに通りすぎてしまうものが、世の中には意外とたくさんあるものです。

ふたつめは、順序をちょっと変えて、「聞かざる」。

これも「見ざる」と同じです。悪口や噂話、自慢話に、アドバイスという名の「余計なお世話」——この情報化社会のなかでは、知り合いからだけに限らず、テレビやラジオ、インターネットとあらゆる場面で「聞きたくもない話」が自然と耳に飛び込んできてしまいます。

ほんとうに大切な話以外は、最初から耳をふさいでしまう・聞いているフリだけする・聞こえないフリをしてしまうなど、さまざまな方法で聞き流してしまいましょう。

そして、「言わざる」。

前のふたつは受動的な動作なので、意図せず「見えてしまう」「聞こえてしまう」ことがあるのに対し、話すことだけは能動的で、自分の意志でなんとかできる動作です。「はじめに」でもお話ししたように、感情にまかせてガツンと言いたいことをいえば、その瞬間はスッキリしますが、あとで後悔することもしばしば。言われた相手がさらに怒れば、話はどんどんこじれていきます。

「雄弁は銀、沈黙は金」というように、言いたいことはグッとこらえて、そのまま流してしまいましょう。

人が何をやっていても見ない。気になることがあっても言わない。何か言われても聞こえない。つまり、三猿とは、究極の流せる人の姿。

すると、心がかき乱されることがなくなります。

心が安定していると、副交感神経は活発に。ここまでお読みいただいた方であれば、もはや説明の必要はないかと思いますが、副交感神経が活発に働いているとよい血流を作り出しますので、細胞がよみがえり、腸内環境も改善。体がいきいき、健康に。

加齢と共に働きが衰える副交感神経が活性化することで、「若いまま、年を重ねる」ことも可能になっていくのです。

さらに、「流せる人」の人生は、おのずと平和なものにもなっていくはずです。何を見ても、聞いても、言いたいことがあっても上手に流せるのですから、争いが起きようがありません。ストレスさえも流してしまえば、そこで「我慢の限界！」とバクハツすることもありません。

「流す」ことは究極の生き方であり健康法です。
これから、私も「流せる人」を目指します。
皆さんもぜひ、「流せる人」になって、健康で幸せな人生を手にしてください。
最後までお読みいただき、ありがとうございました。

小林弘幸

本書は『女性自身』2012年10月30日号〜2014年11月4日号掲載の『10年後まで美しく体を整える「血流講座」』に加筆修正を加えたものです。

参考文献

厚生労働省「平成19年国民健康・栄養調査結果の概要について」

厚生労働省「平成24年人口動態統計」

厚生労働省「平成25年人口動態統計」

「The short-chain fatty acid acetate reduces appetite via a central homeostatic mechanism」
Gary Frost, Michelle L. Sleeth, Meliz Sahuri-Arisoylu, Blanca Lizarbe, Sebastian Cerdan, Leigh Brody, Jelena Anastasovska, Samar Ghourab, Mohammed Hankir, Shuai Zhang, David Carling, Jonathan R. Swann, Glenn Gibson, Alexander Viardot, Douglas Morrison, E Louise Thomas & Jimmy D.Bell
Nature Communications5, Article Number:3611doi:10.1038/ncomms4611Received16 July 2013 Accepted11 March 2014 Published29 April 2014

厚生労働省「平成22年国民健康・栄養調査」

厚生労働省「平成23年歯科疾患実態調査」

「Dietary fiber intake and mortality among survivors of myocardial infarction: prospective cohort study」
Shanshan Li, doctoral candidate, Alan Flint, research scientist, Jennifer K. Pai, assistant professor of medicine, John P. Forman, assistant professor of medicine,
Frank B Hu, professor, Walter C. Willett, professor, Kathryn M. Rexrode, associate professor of medicine, Kenneth J. Mukamal, associate professor of medicine, Eric B. Rimm, associate professor
BMJ 2014; 348 doi: http://dx.doi.org/10.1136/bmj.g2659 (Published 29 April 2014) Cite this as: BMJ 2014;348:g2659

「Low insulin-like growth factor-1 level predicts survival in humans with exceptional longevity」 Sofiya Milman, Gil Atzmon, Derek M. Huffman, Junxiang Wan, Jill P. Crandall, Pinchas Cohen and Nir Barzilai
Aging Cell Article first published online: 12 MAR 2014DOI:10.1111/acel.12213
「日本歯科医師会の本事業に対するこれまでの経緯と今後の展望」国立がん研究センターと日本歯科医師会によるがん患者歯科連携事業記者発表会　資料２０１０年８月31日／日本歯科医師会常務理事・池主憲夫

小林弘幸（こばやし・ひろゆき）
順天堂大学医学部教授。日本体育協会公認スポーツドクター。
1960年、埼玉県生まれ。'87年、順天堂大学医学部卒業。
'92年、同大学大学院医学研究科修了。ロンドン大学付属英国王立小児病院外科、
トリニティ大学付属医学研究センター、アイルランド国立小児病院外科での勤務を経て、
順天堂大学小児外科講師・助教授を歴任する。
腸のスペシャリスト、自律神経研究の第一人者としても知られており、
アスリートや文化人、アーティストのパフォーマンス向上指導にも関わる。

「流せる人」は人生もうまくいく
二〇一五年四月二〇日　初版第一刷発行
二〇一六年七月三〇日　第三刷発行

著者　小林弘幸
発行者　井上晴雄
発行所　株式会社 光文社
〒一一二-八〇一一
東京都文京区音羽一-一六-六
電話　編集部　〇三-五三九五-八二四〇
書籍販売部　〇三-五三九五-八一一六
業務部　〇三-五三九五-八一二五
URL　光文社　http://www.kobunsha.com/
印刷　大日本印刷株式会社
製本　ナショナル製本

落丁・乱丁本は業務部へご連絡くだされば、お取り替えいたします。

ISBN978-4-334-97809-9